Com elefantes no estômago

Editora Appris Ltda.
1.ª Edição - Copyright© 2024 da autora
Direitos de Edição Reservados à Editora Appris Ltda.

Nenhuma parte desta obra poderá ser utilizada indevidamente, sem estar de acordo com a Lei nº 9.610/98. Se incorreções forem encontradas, serão de exclusiva responsabilidade de seus organizadores. Foi realizado o Depósito Legal na Fundação Biblioteca Nacional, de acordo com as Leis nos 10.994, de 14/12/2004, e 12.192, de 14/01/2010.

Catalogação na Fonte
Elaborado por: Dayanne Leal Souza
Bibliotecária CRB 9/2162

M827c
2024
	Moraes, Ana Paula de Mirante
	  Com elefantes no estômago / Ana Paula de Mirante Moraes. – 1. ed.
	– Curitiba: Appris, 2024.
	  153 p. : il. color. ; 23 cm.
	
	  Inclui notas finais.
	  ISBN 978-65-01-00429-7
	
	  1. Síndrome Burnout. 2. Depressão. 3. Ansiedade. 4. Resiliência.
	5. Autoconhecimento. 6. Mulher. 7. Profissional. 8. Bancária. I. Moraes, Ana Paula de Mirante. II. Título.
	
	                                                                CDD – 158.7

Appris *editora*

Editora e Livraria Appris Ltda.
Av. Manoel Ribas, 2265 – Mercês
Curitiba/PR – CEP: 80810-002
Tel. (41) 3156 - 4731
www.editoraappris.com.br

Printed in Brazil
Impresso no Brasil

Ana Paula de Mirante Moraes

Com elefantes no estômago

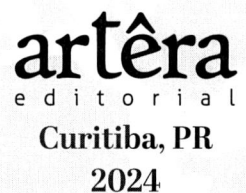

Curitiba, PR
2024

FICHA TÉCNICA

EDITORIAL	Augusto V. de A. Coelho
	Sara C. de Andrade Coelho
COMITÊ EDITORIAL	Marli Caetano
	Andréa Barbosa Gouveia (UFPR)
	Edmeire C. Pereira (UFPR)
	Iraneide da Silva (UFC)
	Jacques de Lima Ferreira (UP)
SUPERVISORA EDITORIAL	Renata C. Lopes
PRODUÇÃO EDITORIAL	Sabrina Costa
REVISÃO	José A. Ramos Junior
DIAGRAMAÇÃO	Amélia Lopes
CAPA	Mariana Brito
	Clhoe Narizinho
REVISÃO DE PROVA	William Rodrigues

Agradecimentos

Ao meu Amado Pai Celestial e Jesus Cristo, que sempre me socorreram quando precisei.
Aos meus pais e irmãos, pela infância feliz.
Ao meu marido, que sente satisfação no meu sorriso.
Aos meus filhos, razão do meu caminhar.
Ao meu cachorrinho, que me recepciona com reboladas de alegria.
À minha querida psicóloga A.O.C.B, por tudo que me ensinou.
À *Casa das Flores,* pelo seu ritmo peculiar.
Aos amigos e às amigas que, ao longo dos anos, me abraçaram.

Prefácio 1

Caro leitor,

Somos dotados de uma maravilhosa singularidade que nos faz únicos. Quando nascemos, começa ali um novo mundo, o nosso mundo, cheio de sentimentos que nos movem, dando cor e sabor às nossas vidas.

Os sentimentos nos protegem e sinalizam se o que estamos vivenciando é doloroso, ameaçador, prazeroso, triste ou alegre. A maneira como percebemos a vida determina como nos sentimos e esses sentimentos nos formam, por isso e mais, são experiências muito pessoais e precisamos estar atentos aos seus sinais, pois a vida nos traz oportunidades e desafios que só cabe a nós julgarmos o seu tamanho.

A *"staff burnout"*, expressão criada por Freudenberger, em 1974, que se inicia por um processo excessivo de prolongados níveis de tensão e estresse no trabalho, caracteriza-se por uma exaustão emocional, distanciamento das relações pessoais, isolamento, irritabilidade, raiva, diminuição de empatia e do sentimento de não realização pessoal, falta de energia para funcionar, preocupação, entre outras coisas.

Ocorre suscetibilidade para doenças como cefaleia, náusea, dor e tensão muscular, distúrbios do sono entre outros, causando assim grande prejuízo em seu desempenho mental e físico, "aquele que chegou ao seu limite".

Desde 1974, a síndrome de Burnout tem sido estudada e é tema de livros e de discursões em congressos, bem como tópico de muitos artigos científicos.

Desnudar-se, expondo seus sentimentos e desafios, diante dos amigos leitores, não é fácil, contudo, se fez necessário e foi libertador para *Ana Paula*. Eu a parabenizo pela sua coragem.

Recomendo este livro por saber que vem de uma pessoa sensata, honesta, bondosa e dedicada. Acredito que essa leitura poderá contribuir, de maneira significativa, para a vida de muitos que possam estar passando por esse processo, seja em sua vida ou na vida de pessoas próximas.

Um abraço,

L. N. G.

Psicóloga clínica

Prefácio 2

Por outra perspectiva

Fui convidada para escrever sobre minha experiência clínica com a síndrome de Burnout e, honrada, aceitei.

Em mais de 12 anos de atendimento clínico, algumas pessoas com Burnout passaram por mim (ou seria eu que passei por elas?), e uma delas foi a *Ana Paula*.

Lembro, como se fosse hoje, da primeira vez que nos encontramos no consultório, uma mulher alta, cheia de estilo, imponente por fora, e com dificuldade para mostrar o lado tão frágil que ela tinha por dentro. Provavelmente, pensei, ela foi moldada para manter a postura de mulher perfeita e executiva exemplar. Mas ali ela precisava se despir para tratar o que estava, há muito tempo, coberto. Ali começava nossa caminhada de seis anos, mesmo quando algumas vezes ela aparentemente estava bem, e sugeria encerrar o processo psicoterápico, meses depois voltava com demandas parecidas, sempre envolvendo exaustão no trabalho. Mesmo quando um dos motivos que a trouxe de volta à terapia teve start no seu pós-covid, o que, de fato, a perturbava era seu desempenho prejudicado no trabalho com a confusão mental e a leve perda de memória que o vírus a deixou.

O Burnout é um estado de exaustão física e emocional, resultante de um estresse prolongado no trabalho. Ele pode causar sintomas como fadiga, irritabilidade, ansiedade, depressão e até mesmo problemas físicos como dores de cabeça e insônia.

As pessoas que sofrem de Burnout geralmente se sentem desmotivadas e sem energia para continuar trabalhando. Elas podem perder o interesse nas atividades que antes lhes davam prazer e ter dificuldade em se concentrar. Apesar de os sintomas serem semelhantes à depressão (em alguns momentos também se confundem com ansiedade generalizada e ataques de pânico), no Burnout todos os sintomas são relacionados à gatilhos provenientes do trabalho.

Dessa forma, foram muitas as vezes que recebi pacientes no consultório com a queixa inicial de crise de ansiedade e/ou pânico, e no decorrer do processo psicoterápico o paciente ia se dando conta de que, na verdade, ele estava com o emocional adoecido pela síndrome de Burnout. Por vezes, essa clareza demora a acontecer, principalmente em pessoas que amam o trabalho e são realizadas na função que exercem, como foi o caso de *Ana Paula*. Quantas vezes ela não chegou na sessão dizendo que estava ótima, pois suas metas tinham sido batidas e achava que em breve estaria de alta novamente, pois considerava sua melhora emocional gritante. Mas era apenas questão de dias para apresentar desconforto emocional, crises de ansiedade frequentes, a ponto de não só continuar na terapia, como ter que iniciar tratamento medicamentoso com o psiquiatra, para que ela conseguisse ficar bem, sem ter que se ausentar do trabalho por muito tempo.

Ana Paula sempre se mostrou uma mulher aguerrida, apesar de saber que ali dentro existia um poço de sentimentos e emoções que ela fazia questão de não mexer, a sua fortaleza era seu carro-chefe na vida tanto profissional como pessoal. Sabíamos que acessar esse poço levaria tempo. Como quase todas as pessoas diagnosticadas com Burnout, ela só se deu conta quando o adoecimento piorou a ponto de a paralisar naquilo que ela tanto amava: o trabalho.

Então, como evitar o Burnout? Bem, uma das questões mais importantes é aprender a gerenciar o estresse. Isso significa estabelecer limites claros entre o trabalho e a vida pessoal, fazer pausas regulares durante o dia e encontrar maneiras de relaxar e se divertir fora do trabalho. Também é importante ter uma forte rede de apoio, seja por meio de amigos, familiares ou colegas de trabalho. Ter alguém com quem conversar e desabafar pode ajudar a aliviar o estresse e a ansiedade. Cuidar do emocional por meio do processo de autoconhecimento faz a pessoa se fortalecer, ajudando no autogerenciamento saudável.

Quanto à querida *Ana Paula*, olho para todo o seu processo evolutivo na terapia e a comparo com uma linda borboleta, pois chegou como uma lagarta que entrou no casulo da psicoterapia e está evoluindo para sair a mais linda das borboletas.

A. O. C. B.

Psicóloga clínica,

Formada em Terapia do Esquema

Com certificação internacional pela Wainer Psicologia Cognitiva – RS

Prefácio 3

Achar
a porta que esqueceram de fechar.
O beco com saída.
A porta sem chave.
A vida.

(Paulo Leminski)

Ana Paula apresenta um relato corajoso ao se propor a revisitar sua própria história. Por meio desse olhar introspectivo, ela reexamina os caminhos e as escolhas profissionais que a conduziram até o momento presente. Sua escrita fluida e envolvente nos permite sentir sua presença ao nosso lado, como se estivesse narrando sua história pessoal, pontuada por momentos afetivos e importantes decisões que moldaram sua jornada.

E, então, surge o Burnout. Por quê? Aparecem os heróis que também choram, em meio a tantos outros temas que permeiam a experiência humana. Junto a eles, emergem as possibilidades de autocuidado, tão essenciais para lidar com essa condição debilitante.

O Burnout, caracterizado pelo esgotamento físico, emocional e mental, afeta milhões em todo o mundo. Diante das incessantes demandas do cotidiano, é fácil sucumbir ao ritmo acelerado, resultando em profunda exaustão e desgaste emocional.

Reconhecer os sinais precoces é crucial para que as pessoas possam identificar e abordar os fatores que contribuem para seu estado de esgotamento. Isso requer uma avaliação abrangente, não apenas dos aspectos físicos e ambientais, mas também dos emocionais, permitindo uma compreensão mais profunda das origens dos sintomas.

O tratamento vai além da abordagem médica convencional, incluindo práticas integrativas que promovem o autocuidado. É fundamental reservar tempo para respirar, para simplesmente estar consigo mesma, em um espaço de acolhimento e reflexão.

Nesse sentido, a arteterapia desempenha um papel fundamental no tratamento do Burnout, oferecendo um meio criativo para rever os fatores que levaram ao adoecimento. A expressão artística proporciona um espaço seguro para liberar tensões emocionais, encontrar novas perspectivas e restaurar o equilíbrio.

Ao se engajar em atividades artísticas, as pessoas são convidadas a se conectar consigo mesmas de maneira profunda e significativa. É importante abordar não apenas os sintomas imediatos do Burnout, mas também suas raízes, por meio de uma compreensão da história de vida.

A narrativa de Ana Paula surge como uma inspiração, ao compartilhar sua trajetória de forma poética e sincera, na esperança de que seu relato possa encorajar muitas outras pessoas.

S.B.G

Casa das Flores

SUMÁRIO

INTRODUÇÃO..17

CAPÍTULO 1
O PORQUÊ?!... 20

CAPÍTULO 2
OS HERÓIS TAMBÉM CHORAM.. 26

CAPÍTULO 3
COM O ESTÔMAGO INTERDITADO.. 34

CAPÍTULO 4
UM SONHO REALIZADO... 42

CAPÍTULO 5
MEU PRIMEIRO GRANDE ELEFANTE... 48

CAPÍTULO 6
DEPOIS DA TEMPESTADE, VEM A CALMARIA............................. 58

CAPÍTULO 7
PRIMEIROS SINTOMAS.. 64

CAPÍTULO 8
ENTRE TAPAS E BEIJOS, VEIO A PANDEMIA................................ 70

CAPÍTULO 9
JUNTOS, NUNCA SÓS.. 86

CAPÍTULO 10
UMA METRÓPOLE.. 90

CAPÍTULO 11
UM DIA TRISTE.. 96

CAPÍTULO 12
EXAUSTÃO VITAL..104

CAPITULO 13
CASA DAS FLORES..110

CAPÍTULO 14
COMO SABER SE ESTOU PRONTA PARA VOLTAR?............................118

CAPÍTULO 15
UMA DIFÍCIL DECISÃO...124

CAPÍTULO 16
AQUILO QUE É INVISÍVEL...130

CAPÍTULO 17
O TELEFONE NÃO TOCOU...136

BÔNUS 1
CORAÇÃO...147

NOTAS FINAIS..149

Introdução

Eu sou apenas uma pessoa comum, homem ou mulher? Não importa. Despretensiosa, sempre acreditei não ser inteligente o suficiente para deixar um legado, do tipo escrever um livro, não ter talento suficiente para compor uma música, apesar de me considerar uma pessoa muito musical, e de amar o que a música representa em suas infinitas possibilidades de combinações em notas, compassos, tons e memórias. Nunca pensei em conseguir deixar algo para a posteridade, nem um diário tinha paciência para escrever, então escolhi fazer a diferença na vida de uma única pessoa, aquela que estava perto de mim no momento, sem precisar de reconhecimento por isso, até porque os gestos eram simples, fáceis e pequenos, como um sorriso, um abraço, uma gentileza. Queria apenas que a corrente do bem fosse passada à frente. Acreditava, por exemplo, que se eu fosse cortês no trânsito, a vida da outra pessoa naquele dia seria um pouquinho melhor.

Claro que passei por dificuldades nesta vida, e essas dificuldades me fizeram compreender que os nossos amigos escutam as nossas "lamúrias" uma ou duas vezes no máximo, na terceira vez nos tornamos chatos, e eles esperam que mudemos de assunto. Daí surgiu a necessidade deste desabafo.

Aqui posso escrever meus sentimentos, e não incomodar quem não os queira ouvir. Talvez você também já tenha feito a mesma descoberta. Talvez este livro faça bem para mais alguém, além do bem que fez a mim mesma.

Eu cheguei num momento da minha vida em que precisei "vomitar" todos os sentimentos que estavam engasgados. Na verdade, sou apenas mais uma pessoa anônima que teve uma infância simples e feliz, uma vida boa e estável, um emprego que amava, construí ao lado do meu amor uma família incrível, seguia uma religião com a qual me identificava, e como tantas outras pessoas comuns, sofri com a síndrome de Burnout em suas faces, fases e consequências.

Para quem nunca ouviu falar disso, Burnout é a síndrome do esgotamento vital, que acomete vários profissionais em diversas áreas, e esses profissionais têm em comum amar o que fazem, têm um grande senso de responsabilidade sobre o que realizam; normalmente são competentes em suas áreas, estão em posições de destaque, com senso de consciência sobre seus atos e responsabilidades. Podem ser médicos, professores, servidores das forças policiais, vendedores, profissionais de TI, de telemarketing e, entre outros profissionais que podem desenvolver essa síndrome, estão os bancários e bancárias, assim como eu.

Neste livro, vou contar algumas histórias que vivi. Talvez você que me lê agora não entenda. Quem nunca teve a experiência do esgotamento vital muito dificilmente entenderá, entretanto, se você já passou por algo parecido, vai se identificar com minhas palavras, se ouvir em minhas falas, vai compreender a dor, a vergonha, o sentimento de culpa e sofrimentos que envolvem uma pessoa que passa pelo processo de esgotamento vital; mas você que já teve algum episódio ou passa pelo processo, vai me entender, não perfeitamente, claro, pois mesmo que se identifique com os meus relatos, nunca conseguiremos vestir a pele do outro, e mesmo assim, se isso fosse possível, as marcas em nossa pele contam histórias que são exclusivamente nossas, e essas marcas são significativas apenas para aquela alma que habitava o corpo marcado pelas cicatrizes, no momento em que a ferida surgiu.

No livro vou desabafar, capítulo por capítulo sobre minhas experiências de adoecimento no trabalho, e como cheguei até isso. Claro que não quero mais problemas além daqueles que já me assombram diariamente, então vou precisar usar um pseudônimo. Não me chamo *Ana Paula de Mirante Moraes*, só achei que esse nome combinaria comigo, vou mudar as datas, os nomes das instituições, cidades e das pessoas envolvidas. Por favor, não tentem descobrir quem eu sou. E se você se identificar na minha história, pode ficar tranquilo ou tranquila, se você for um dos meus heróis ou heroínas, e se reconhecer no meu livro, se dê ao direito de abrir um belo sorriso na alma e sentir o prazer de saber que fez o bem a alguém. Somente te peço que me deixe aqui, quietinha, no anonimato do meu desabafo. *"Eu tenho a minha dor, a dor é de quem tem."*[1]

Se você é vilão ou vilã na minha história, não se preocupe que a sua vergonha será só sua, pois a minha dor continuará a ser só minha, eu nunca citarei o seu nome verdadeiro. Se a instituição financeira na qual trabalho se descobrir, saiba que a amo profundamente, mas acho que vai ser mais vantajoso ficar calada e fazer de conta que não é com ela.

Aliás, para os leitores mais sensíveis, já faço o alerta de que alguns capítulos podem parecer "pesados", como os grandes elefantes não digeridos que habitam o meu estômago. Para tentar deixar o livro um pouquinho mais leve, teremos algumas ilustrações da artista *chloe_narizinho*, mas não se engane, **pois não é um livro para crianças,** apesar de ilustrado.

Nos livros de uma das minhas escritoras favoritas, a Ana Michelle Soares[2], ela sugere para cada livro uma playlist com músicas que combinam bem com os sentimentos, momentos e situações vividas por ela; farei o mesmo que a AnaMi, vou sugerir uma música para cada capítulo, começando por esta introdução.

Vamos de Marisa Monte, "De mais ninguém".

"Somente te peço que me deixe aqui, quietinha, no anonimato do meu desabafo."

Capítulo 1

O porquê?!

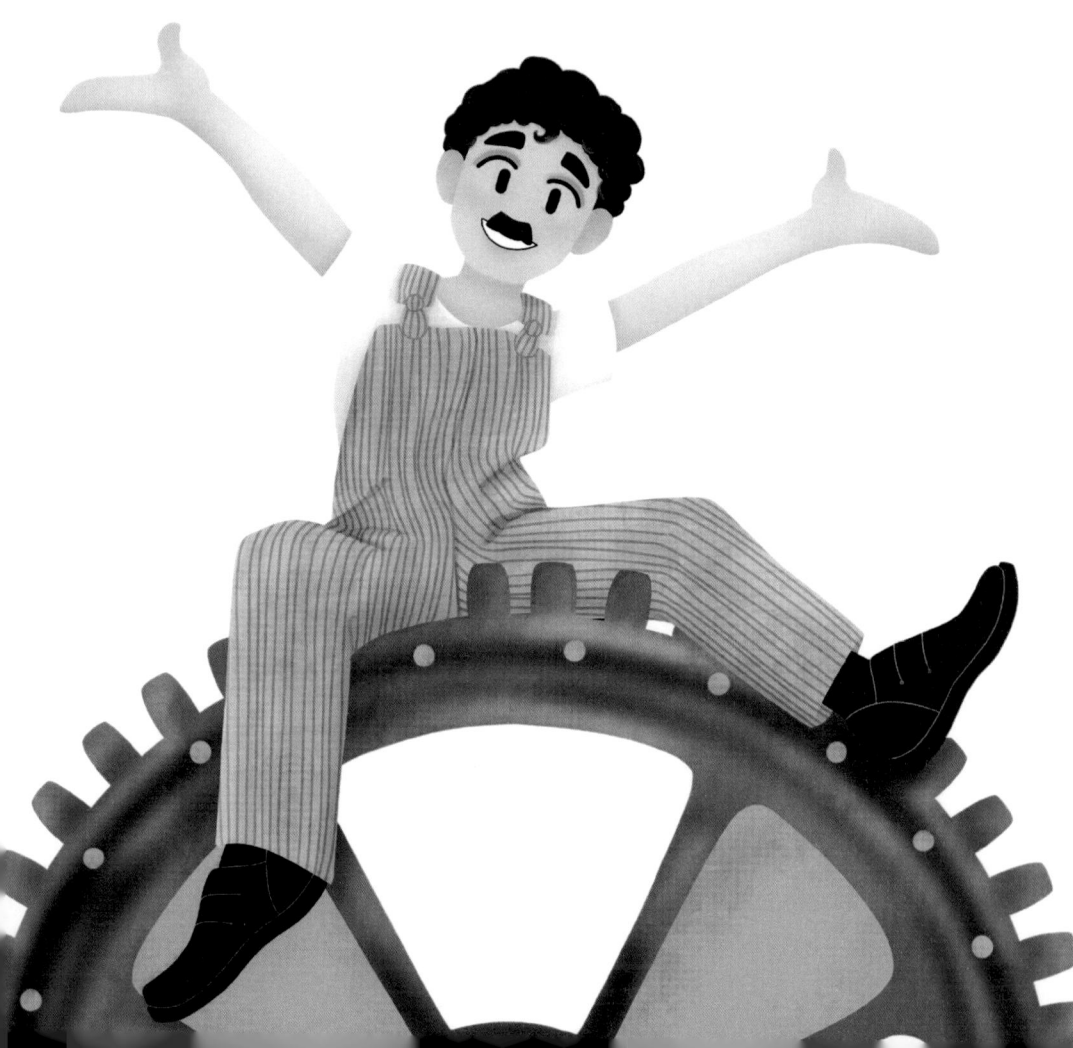

A síndrome de Burnout foi descrita em 1974, pelo médico Herbert Freudenberger (1926-1999), que a associou como uma doença relacionada ao contexto do trabalho, a descrevendo como um estado de esgotamento mental e físico causado pela vida profissional.

A tradução do próprio termo "Burnout", do inglês "Burn Out", significa queimar por completo. Quanto ao "Out", traduzido como "fora", me dou ao direito de dizer que quem sofre dessa síndrome, após queimar por um certo tempo o "conteúdo" interno causando "queimaduras", as dores deixam de estar escondidas e "saem" por meio de sintomas que passam a ser percebidos pelo outro.

A internet está cheia de relatos sobre como o Burnout atingiu pessoas diferentes e seus sintomas.

Como a síndrome se materializou em mim tornando-a perceptível aos outros, vocês vão saber ao longo da leitura deste desabafo, mas já gostaria de deixar claro que a síndrome não aparece de repente, não é resultado de um episódio de estresse, a gente vai se deixando queimar, à medida que vamos suportando as dificuldades e nos permitindo mais, e a chama vai aumentando até se tornar insuportável conviver com ela, e assim nós somos obrigados a parar; paramos não por vontade própria, mas por reações do nosso corpo e da nossa mente que diz "agora não dá mais" e literalmente somos travados, de forma que não temos mais controle sobre os nossos pensamentos e ações.

O Burnout era pouco conhecido e compreendido até alguns anos atrás e ainda está em fase de descobertas.

Muitas vezes, o empregado de anos e décadas anteriores sofria com o estresse no trabalho, tinha sua produtividade reduzida, sentia os efeitos físicos causados pela síndrome. No entanto, era substituído por profissionais mais novos, saudáveis e produtivos.

— Esse empregado já deu o "gás" que tinha para dar. — E assim era demitido.

Funcionários mais velhos são substituídos pelos novinhos com mais energia "to burn", novas ideias e salários mais baixos, não que todas as demissões sejam assim, mas esse exemplo é comum.

O Burnout passou a ser assumido por pessoas públicas e com destaque na mídia. Como resultado disso, a síndrome se tornou mais conhecida, discutida e diagnosticada, ajudando pessoas famosas e anônimas assim como eu e você a compreender melhor o que sentimos e o porquê desses sintomas.

De início, gostaria de citar o caso conhecido e amplamente divulgado pela própria jornalista *Izabella Camargo*[3], que em 2018, enquanto trabalhava numa grande empresa de comunicação, teve que se afastar para tratamento da síndrome de Burnout, até então pouco comentada. Ela citou em várias entrevistas disponíveis na internet que na volta de sua licença-saúde foi demitida pela empresa. Atualmente, Izabella Camargo entre outros projetos se dedica à divulgação dessa síndrome, que acomete boa parcela dos profissionais no Brasil. A jornalista publicou em 2020, pela Editora Principium, o seu livro chamado *Dá um tempo*, que pode ser facilmente encontrado à venda em qualquer livraria ou plataforma do Brasil.

O seu livro apresenta um conteúdo resultante de mais de cem entrevistados, desde personalidades como Fernanda Montenegro e Padre Fábio de Melo, a professores, formadores de opinião e especialistas no assunto. O livro de Izabella Camargo busca dar subsídios para que qualquer pessoa possa ditar o ritmo de sua própria agenda, e encontrar uma forma de vida saudável usando o tempo sempre a seu favor.

Diferente da Izabella Camargo, que é uma jornalista famosa, eu sou apenas uma bancária, uma pessoa comum, sem acesso aos famosos. O objetivo do meu livro será apenas o de desabafo, cheio de histórias, com o nome dos personagens, empresas e lugares trocados, *"para evitar a fadiga"*, mas todos os relatos são verídicos. Esta foi a forma que eu encontrei para digerir todos os elefantes que habitam o meu estômago atualmente, e que não consegui digerir ao longo de toda a minha vivência em ambientes de trabalho doentios, de forma que atualmente um pequeno mosquito me engasga, não encontrando mais espaço algum para ser engolido, e permanece no meu estômago, que dói no coração e na mente.

Tivemos o exemplo de outros famosos que assumiram em público estarem sofrendo de ansiedade relacionada ao trabalho e por esse motivo precisarem se afastar por um tempo de seus ofícios, como foi o caso do cantor de forró Wesley Safadão[4], também do *youtuber* e humorista Whindersson Nunes[5], ambos os casos também amplamente divulgados nas mídias. Entre outros famosos, estão o cantor Justin Bieber[6] e a executiva Deborah Wright[7].

Para todos eles, o meu **muito obrigada** por assumirem em público suas dores e ansiedades, por trazerem esse assunto à tona, pois isso nos permitiu, a mim e aos outros profissionais comuns, pessoas anônimas, assumirmos as nossas dores, com um pouco menos de receio e vergonha, e posso dizer com menos culpa também: *"Eu vejo a vida melhor no futuro, eu vejo isso por cima de um muro de hipocrisia que insiste em nos rodear"*[8].

Para este capítulo, sugiro "Tempos modernos", de Lulu Santos.

"Como a síndrome se materializou em mim tornando-a perceptível aos outros, vocês vão saber ao longo da leitura deste desabafo."

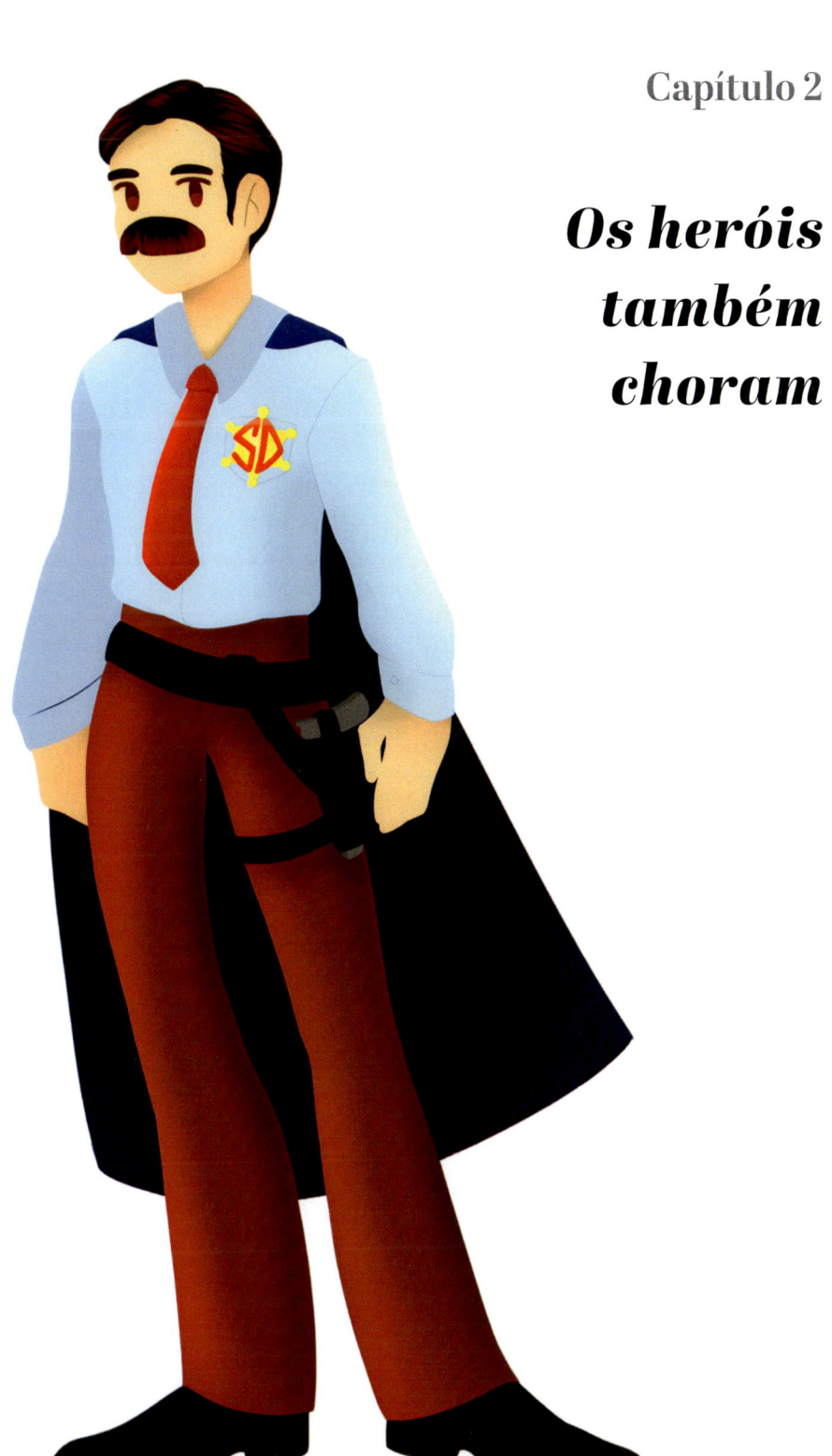

Capítulo 2

Os heróis também choram

Eu vi Burnout na minha infância, mas não sabia o que era.

Papai

Meu pai era delegado da polícia civil do estado onde vivíamos. Policial honesto, responsável em suas atitudes, bastante respeitado entre seus colegas de trabalho e, pasmem, inclusive respeitado pelas pessoas que ele prendia, pela forma como os tratava. Papai teve Burnout e não sabíamos como nomear.

No site gov.br, o Ministério da Saúde descreve a síndrome de Burnout da seguinte forma:

> Síndrome de Burnout ou **Síndrome do Esgotamento Profissional** é um **distúrbio emocional** com sintomas de exaustão extrema, estresse e esgotamento físico resultante de situações de trabalho desgastante, que demandam muita competitividade ou responsabilidade. A principal causa da doença é justamente o **excesso de trabalho**. Esta síndrome é comum em profissionais que atuam diariamente sob pressão e com responsabilidades constantes, como médicos, enfermeiros, professores, policiais, jornalistas, dentre outros.
>
> Traduzindo do inglês, "burn" quer dizer queima e "out" exterior.
>
> A Síndrome de Burnout também pode acontecer quando o profissional planeja ou é pautado para objetivos de trabalho muito difíceis, situações em que a pessoa possa achar, por algum motivo, não ter capacidades suficientes para os cumprir. Essa síndrome pode resultar em estado de depressão profunda e por isso é essencial procurar apoio profissional no surgimento dos primeiros sintomas.[9]

Certo dia, meu pai estava de plantão e da delegacia ligaram para minha mãe:

— Dona *Joana*, o Dr. *Alberto* passou mal e precisou ser levado ao hospital.

Chegando lá no hospital, a minha mãe encontrou um homem frágil, que chorava aos prantos como uma criança, como se só crianças pudessem chorar, que havia perdido a sua memória, e a única pessoa de quem ele conseguia se lembrar era dela, da minha mãe, do grande amor da sua vida, com quem ele havia construído uma família, ele não lembrava de mais ninguém. Meu pai vinha sofrendo grande pressão no trabalho para fazer coisas que não concordava, e ele não cedeu, não rebaixou seus padrões e não as fez, mas o corpo gritou.

Meu papai chegou em casa e não lembrava de nenhum de seus quatro filhos, não lembrava de sua casa, nem de quem ele era, ele apenas chorava pela situação e por uma depressão profunda que o havia acometido e estava escondida por trás da imagem de um homem forte e respeitável, e isso tudo por causa da grande pressão e do estresse em seu ambiente de trabalho.

Como já disse na introdução, sempre tive uma família feliz, não tínhamos muitos recursos financeiros, a vida era sacrificada, tanto o meu pai quanto a minha mãe precisavam trabalhar para suprir as necessidades básicas de nossa família, não tínhamos luxo, roupas novas somente no aniversário e no Natal, carro velho na garagem que às vezes nos fazia passar vergonha, como quando precisei descer para empurrá-lo na chuva em frente ao shopping da cidade, quando não pegava fogo no motor, mas éramos muito felizes. Ele e minha mãe sempre foram e ainda são um casal muito apaixonado.

A memória do papai foi voltando aos poucos, e demorou pouco mais de um mês para ser restaurada, contudo a depressão ficou por mais tempo.

Antes desse episódio, ainda mais jovem, porém já delegado, lembro do dia em que ele acordou com paralisia facial.

> A paralisia facial idiopática, também chamada de paralisia de Bell, é uma emergência médica e deve fazer o paciente procurar um pronto-socorro para o primeiro atendimento o quanto antes. A precocidade do diagnóstico e tratamento é fator crucial no resultado de melhora ou cura [...]. As causas, entretanto, podem ter diferentes naturezas: estresse, baixa imunidade, mudança repentina de temperatura, doenças neoplásicas ou até mesmo idiopáticas – ou seja, sem causas definidas.[10]

O delegado ficou com a metade de sua face paralisada, expressão congelada em aflição, também resultado do estresse no trabalho. Desse episódio, eu, como criança, me aproveitei um pouquinho, confesso, pois por recomendação médica, meu pai precisava mascar chicletes para exercitar os músculos da face, e eu sempre encontrava chicletes em seus bolsos, chicletes estes que eu conseguia roubar do delegado (ri por dentro, lembrando disso agora).

Alguns anos mais tarde, recém-casada, vi meu pai perder a memória mais uma vez, como resultado de muita tensão no trabalho, ameaça à sua vida e à segurança de toda a família, associada a uma depressão que vez por outra teimava em ressurgir das cinzas para fazer um homem alto e forte derreter em lágrimas. Minha mãe foi aconselhada pelo médico a esconder de meu pai a sua arma e munições. Dona *Joana*, de forma sábia, soube fazer isso sem machucar ainda mais os sentimentos do delegado bigodudo de coração derretido.

— *Joana*, você viu a minha arma?

— Acho que você a colocou em cima do guarda-roupas — respondia ela.

Ele encontrava a arma, sem munição, mas era vigiado de perto até que a guardasse onde queria, e minha sábia mãe sabia como não machucar ainda mais o delegado ferido, e a escondia novamente em um lugar diferente.

Dessa vez, ele demorou um pouco mais para voltar a lembrar das coisas, das pessoas, dos filhos, e minha mãe vinha ensinando pacientemente:

— Esta é a *Ana Paula*, a sua filha.

E assim fez com os meus outros irmãos e o restante da família.

Lembro de vê-lo chorar copiosamente. Na época eu morava na cidade de *Campos Largos*, pois já havia assumido meu primeiro posto de trabalho em uma grande instituição financeira, naturalmente viajei com o meu marido para visitá-lo em minha cidade natal. Certa vez, já era noite, estávamos eu e *Jorge*, meu marido, deitados em um quarto na casa dos meus pais, assistindo à TV e papai perguntou para minha mãe:

— *Joana*, quem é este rapaz que está no quarto deitado na cama com a nossa filha?

Pacientemente ela explicou que eu já havia casado e que aquele rapaz era o meu marido. Eu e *Jorge* namoramos durante cinco anos antes de nos casarmos, meu marido era uma figura muito conhecida do meu pai, mas naquele momento era uma pessoa desconhecida, deitada na cama, com a filha do delegado. Olha o perigo!

Eu tenho um "crush" assumido pelo Super-Homem, e meu marido sabe disso. Acho que por isso meu marido prefere o Batman e fica feliz todas as vezes que o Batman vence o Super-Homem nas lutas dos filmes; mas meu pai é o meu herói favorito. Eu o vi queimar as suas mãos enquanto ajudava uma mulher que corria de um lado para o outro em chamas. Sabe aquelas tochas humanas que vemos nos filmes de ação? Eu vi uma de perto na vida real, em um incêndio que aconteceu num shopping em nossa cidade natal.

Estávamos jantando na praça de alimentação, quando ouvimos o som de uma explosão, e ao olharmos de lado, bem pertinho de nós estava ela, uma funcionária do restaurante de onde havíamos nos servido. Ela estava em chamas, desesperada, correndo de um lado para o outro num espaço limitado, por trás do balcão. Enquanto as outras pessoas jogavam suas bebidas na mulher, meu pai, usando apenas suas mãos, puxou-a por sobre o balcão, a deitou no chão, tirou a própria camisa e abafou o fogo que consumiu mais de 70% do corpo daquela mulher, que além de tudo estava grávida. Claro que o bebê não resistiu às lesões causadas pelo fogo, mas a mulher sobreviveu. Meu herói queimou as duas mãos, eu estava com ele, eu o levei ao hospital, dirigindo o mais rápido que pude, com o pisca-alerta ligado e a adrenalina correndo pelas veias, o levei ao hospital para tratar das suas queimaduras. Tenho certeza de que assim como papai fez por aquela mulher estranha, ele faria mil vezes novamente por qualquer pessoa.

"Se eu quiser chorar, não ter que fingir, sei que posso errar, e é humano se ferir."[11]

Sim, eu assumo a minha profunda admiração pelo meu pai, meu herói. Queria te dizer que tudo bem ter te visto chorar tantas vezes, afinal de contas é humano se ferir. O senhor tudo suportou, e ainda hoje consegue nos fazer muito feliz.

Sua profissão deixou marcas em sua personalidade, papai é do tipo durão, com pouca paciência, e que vez por outra enfrenta as recaídas da depressão, mas que se derrete todo pelos filhos, pelos netos e principalmente por sua amada *Joana*. Papai foi o meu primeiro contato com o que chamávamos na época apenas de estresse no trabalho.

Humberto

Humberto foi um amigo da igreja que frequentei durante toda a minha infância e início da adolescência. Ele trabalhava em uma multinacional, aparentava ter um excelente salário, muita satisfação com o trabalho, vivia em uma casa confortável, e tinha um carro muito bacana, acho que era uma Belina, da Chevrolet, ou um Del Rei Scala, da Ford, com mala grande, com pintura azul metalizada, era muito chique na época, bem diferente do "Passatão" amarelo do papai que tive que empurrar algumas vezes pelas ruas da cidade.

Ele dizia a meu pai que ser funcionário público não pagava bem, e relatava o quanto era satisfeito com o seu trabalho, eu era muito pequena e não entendia muito sobre certas diferenças, só sei que um dia *Humberto* foi demitido, e que até hoje luta contra uma depressão muito profunda, que o faz ficar em um quarto e nunca sair de casa.

Talvez tenha sido excesso de amor pelo trabalho, misturado a uma pressão por entrega de resultados, levando ao adoecimento e finalmente a uma depressão e demissão. Mas como já disse, eu era muito pequena para entender.

Agora que contei duas histórias, você deve se lembrar de um parente, um amigo, um vizinho, um conhecido da igreja, do clube, do bairro, algum colega, que adoeceu por causa de algo relacionado ao trabalho.

Estou falando de pessoas comuns, competentes em seus trabalhos, com cargos importantes ou não, em empresas privadas ou servidores públicos, profissionais liberais, pessoas comuns assim como eu e você.

Para este capítulo, sugiro a música: "Super-herói (Não é Fácil)", de Sandy e Junior.

"Queria te dizer que tudo bem ter te visto chorar tantas vezes, afinal de contas é humano se ferir."

Capítulo 3

Com o estômago interditado

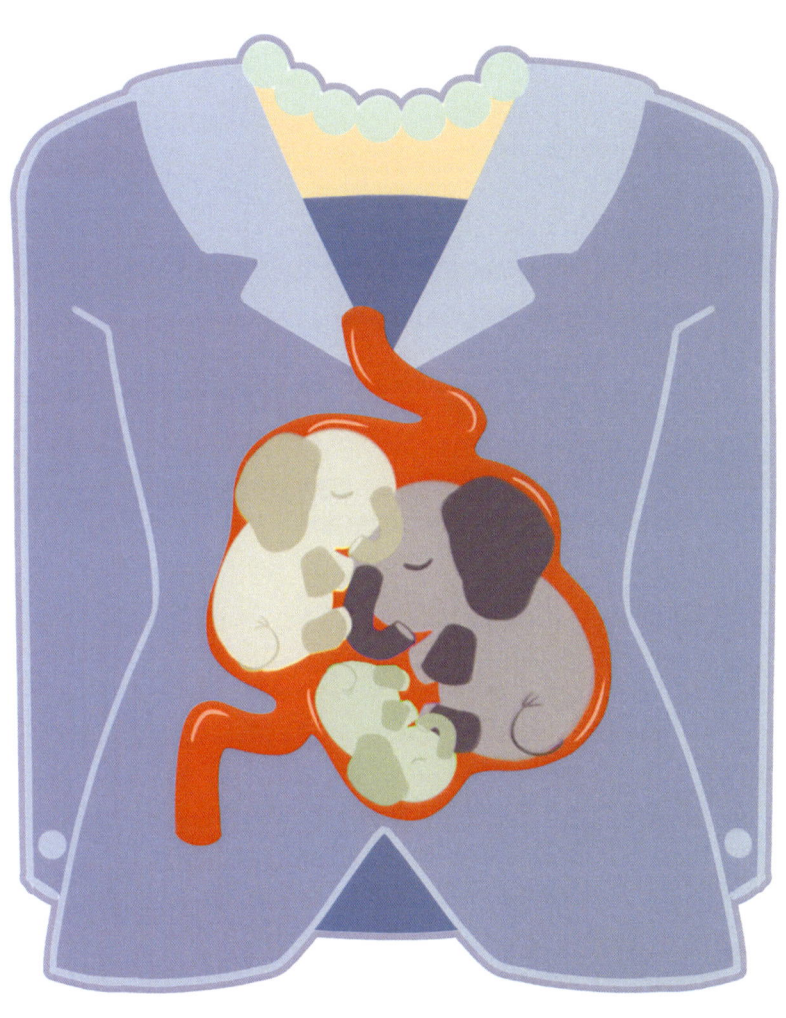

Eu me sinto assim, como no título deste capítulo, com o estômago interditado, entupido, em que não cabe mais nada.

Mas, para iniciar, gostaria de citar um trecho de um livro chamado *O livro de Mórmon*. Eu faço diariamente a leitura desse livro como forma de me conectar a Deus.

"Ele (Deus) permitiu-vos discernir o bem do mal e permitiu-vos escolher a vida ou a morte, e podeis fazer o bem e serdes restituído ao que é bom, ou podeis praticar o mal e fazerdes com que o mal vos seja restituído."[12]

A minha fé em Deus e minha religião me ajudaram de uma forma muito importante, eu sentia que quando buscava Deus em primeiro lugar, meu dia era mais agradável, como realmente foi muitas vezes.

Sempre respeitei muito a diversidade religiosa, e acredito que todos devem buscar algo espiritual, místico, cósmico; algo com o qual se identifique e que o faça bem, algo que traga sentido para a sua vida, algo que traga esperança, algo que te inspire a ser melhor.

A minha religião me faz muito bem, e por muitas vezes a minha fé em Deus e a esperança de dias melhores me fortaleceram.

Eu cito isso não para tentar te convencer a seguir a minha ou qualquer outra crença, mas para deixar bem claro que uma doença mental nada tem a ver com a falta de fé ou com a falta de Deus, e nada tem a ver com a falta de gratidão.

Eu ouvi muito a frase "Seja grata", "Seja forte", "Tenha fé". Só quero dizer que ouvir isso não ajuda em nada, e coisas assim costumam ser ditas por pessoas queridas, na tentativa de ajudar. Às vezes julgamos lá no íntimo a pessoa que enfrenta uma doença mental, seja ela a ansiedade, a depressão, a bipolaridade, a síndrome de Burnout ou qualquer outra.

Já sabemos que o Burnout é um processo crescente de adoecimento, e que não acontece de uma hora para outra, os sinais vão aparecendo, a mente vai avisando ao corpo que está adoecendo, mas vamos aguentando, vamos sendo fortes. É tão romântico ouvir "você é muito guerreira" e, quando nos damos conta, estamos num estágio que já é tarde demais, e sua mente te para, te tira de sintonia, pode te apagar, te fazer esquecer, fazer chorar, pode te "suspender", pode tirar a tua consciência, te trazer a sensação de flutuar. É bom ouvir os sinais que o corpo manda antes que a mente te apague.

Muitos profissionais com adoecimento mental, antes de procurar ajuda, buscam se anestesiar por meio do álcool, do uso de remédios sem prescrição médica (para esse método eu me rendi), ou do consumo de drogas ilegais.

Em uma das agências que trabalhei, o álcool era idolatrado e servia para anestesiar a mente e aliviar o estresse.

Na minha primeira agência, no interior do estado onde nasci, era comum o meu chefe, gerente geral da agência, chegar de ressaca diariamente, com forte cheiro de álcool. Em tempo distante da pandemia, não era esse tipo de álcool em gel que protegeu tantas vidas durante a pandemia da covid-19, mas sim um hálito forte de quem já havia bebido todas, já no desjejum, na verdade, por vezes, ele chegou "meio alto" para trabalhar (esse chefe vai ganhar um capítulo especial).

Na minha última agência, falava-se em tom de brincadeira como os ansiolíticos serviam como o "salvador da pátria" para os momentos que beiravam ao caos, eu os consumia para suportar os efeitos da ansiedade, que já me perseguiam há alguns anos. Num dia tomei dois de uma só vez e cai no sono no meio do expediente, na salinha de descanso, deitada no sofá, quanta deselegância! Vez em quando tinha um funcionário adormecido por lá. Falava-se muito também sobre um tal chá de cogumelos para acalmar e relaxar, mas deste eu não provei. Em uma das minhas agências favoritas, os colegas eram incríveis e, apesar de termos ficado pouco tempo juntos, desenvolvi um carinho especial por alguns deles (nessa agência teve o maior de todos os elefantes engolidos e não digeridos).

Costumo dizer que eu não tenho um copo de água que transbordou por causa da última gota d'água, mas com o tempo, ao longo dos anos de terapia, compreendi que fui muito forte por tempo suficiente para transformar o meu copo de água cheio em uma caixa de água cheia, da maior que puder ser encontrada à venda no mercado; e essa caixa d'água transbordou quando uma lagartixa a procurou para um banho refrescante, não, quando um mosquito tentou pousar por lá, fazendo-a transbordar, formando uma biqueira forte de lágrimas e dor.

Tenho uma lembrança deliciosa da casa dos meus avós maternos, de quando meu avô mandava encher a caixa de água que naturalmente ficava em cima do telhado da casa, e muitas vezes ele esquecia o registro aberto, e a caixa de água transbordava formando uma biqueira forte de água limpa. Quando isso acontecia, eu, meus irmãos e minhas primas corríamos com a roupa que estávamos usando no momento para um bom banho de biqueira, até que meu avô ou alguém responsável fechasse o registro, mas a vazão de água parava aos poucos, ainda derramava por tempo suficiente para a diversão dos netos, até que parasse de escorrer por completo, para a infelicidade de todos que se divertiam se revezando embaixo da biqueira. Eita, infância feliz!

Depois, quando crescemos um pouquinho mais, fomos ensinados a, caso a caixa de água transbordasse, procurar onde ficava o registro, e era nossa responsabilidade fechá-lo para não desperdiçar água limpa.

Ah, como eu queria ter aprendido a lição de fechar a caixa d'água que se encontra no meu peito antes que ela transbordasse. Pensando bem, na verdade, acho que minha psicóloga dra. A.O., a quem eu dedico palavras de gratidão, tentou me ensinar a fechar esse registro, mas ele estava dentro de mim, e só eu podia fechá-lo, entretanto eu estava muito ocupada trabalhando no que eu amava fazer, e assim fui acumulando traumas e tristezas que transbordaram em forma de sensações como a de incompetência, muita vergonha, sentimento de culpa, bocejos interrompidos persistentes, como se o ar não entrasse, respiração insuficiente e ofegante, vontade de fugir, pressão alta, arritmias, desapego à vida, pensamentos de morte, choro fácil e constante.

> A Síndrome de Burnout envolve nervosismo, sofrimentos psicológicos e problemas físicos, como dor de barriga, cansaço excessivo e tonturas. O estresse e a falta de

vontade de sair da cama ou de casa, quando constantes, podem indicar o início da doença. **Os principais sinais e sintomas que podem indicar a Síndrome de Burnout são:**

- Cansaço excessivo, físico e mental;
- Dor de cabeça frequente;
- Alterações no apetite;
- Insônia;
- Dificuldades de concentração;
- Sentimentos de fracasso e insegurança;
- Negatividade constante;
- Sentimentos de derrota e desesperança;
- Sentimentos de incompetência;
- Alterações repentinas de humor;
- Isolamento;
- Fadiga.
- Pressão alta.
- Dores musculares.
- Problemas gastrointestinais.
- Alteração nos batimentos cardíacos.

Normalmente esses sintomas surgem de forma leve, mas tendem a piorar com o passar dos dias. Por essa razão, muitas pessoas acham que pode ser algo passageiro. Para evitar problemas mais sérios e complicações da doença, é fundamental buscar apoio profissional assim que notar qualquer sinal. Pode ser algo passageiro, como pode ser o início da Síndrome de Burnout.[13]

Houve uma época em que eu aprendi a engolir o choro, mas depois não deu mais para engolir, lembra que o estômago estava interditado? Que a caixa de água estava cheia? Eu não conseguia engolir mais nada, eu não conseguia mais controlar o choro e me escondia no banheiro ou em qualquer lugar seguro para deixar as lágrimas correrem. Passei a me sentir como uma folha de papel A4 amassada, feita como uma bolinha, daquele tipo que jogamos na lixeira quando o que está escrito no papel ficou errado, eu me sentia aquela bolinha, e como se não bastasse, essa bolinha tinha que ficar escondida em cima da minha cama, debaixo do meu travesseiro.

> **Sinais de piora:** Os sinais de piora do Síndrome de Burnout surgem quando a pessoa não segue o tratamento adequado. Com isso, os sintomas se agravam e incluem perda total da motivação e distúrbios gastrointestinais. Nos casos mais graves, a pessoa pode desenvolver uma depressão, que muitas vezes pode ser indicativo de internação para avaliação detalhada e possíveis intervenções médicas.[14]

Também tinha a sensação de ser aquele cocô de pombo, que caía em cima do sorvete da criança. Não bastava ser cocô de pombo, eu estava atrapalhando pessoas inocentes com meu desempenho pífio no trabalho, estava prejudicando meus colegas e o desempenho da agência, eu ouvi da minha chefe que meu desempenho estava atrapalhando a agência, e sei que ela não falou para me machucar, eu conheço as pessoas e ela é incrível, tem um coração maravilhoso, essas palavras apenas acertaram bem na "ferida purulenta" que já estava exposta e inflamada.

Na Escolinha do professor Raimundo[15], do saudoso Chico Anísio[16], tinha uma personagem chamada Santinha Pureza, que apanhava do marido e ficava muito machucada, algumas vezes aparecia na aula com o olho roxo, o braço quebrado, e o professor perguntava por que ela aguentava aquilo do seu marido abusivo, ela respondia em alto e bom som... "Eu Gostxo" (Isso não seria mais engraçado nos dias atuais). Era assim como o meu casamento com a *Instituição financeira* onde trabalhava, eu apaixonada, apanhava com o excesso de metas e cobranças, com assédios que me adoeciam, e eu respondia como aquela personagem, só que usando outras palavras: "Eu amo o que faço".

Em 1987, a cantora estadunidense Suzanne Vega lançou a música "Luka", e eu adoro essa música, aliás adoro músicas mais velhas. Nessa música tem um trecho que fala assim (tradução livre):

They only hit, until you cry (Eles só batem até você chorar)

And after that you don't ask why (Depois disso, você não pergunta por quê)[17]

Sentia como se estivesse em um casamento abusivo, amarrada ao tronco da estabilidade desejada por muitos, levando chicotadas, em forma de assédios, e recebendo do marido abusivo benefícios que eram difíceis de se abrir mão, isto é, um bom salário, que era parte importante da minha renda familiar, com excelentes benefícios, e uma gorda participação nos lucros da empresa a cada seis meses, entre outros valores, afinal dinheiro é apenas um deles.

A música para este capítulo é "Luka", de Suzanne Vega.

Ana Paula de Mirante Moraes

"Houve uma época em que eu aprendi a engolir o choro."

Capítulo 4

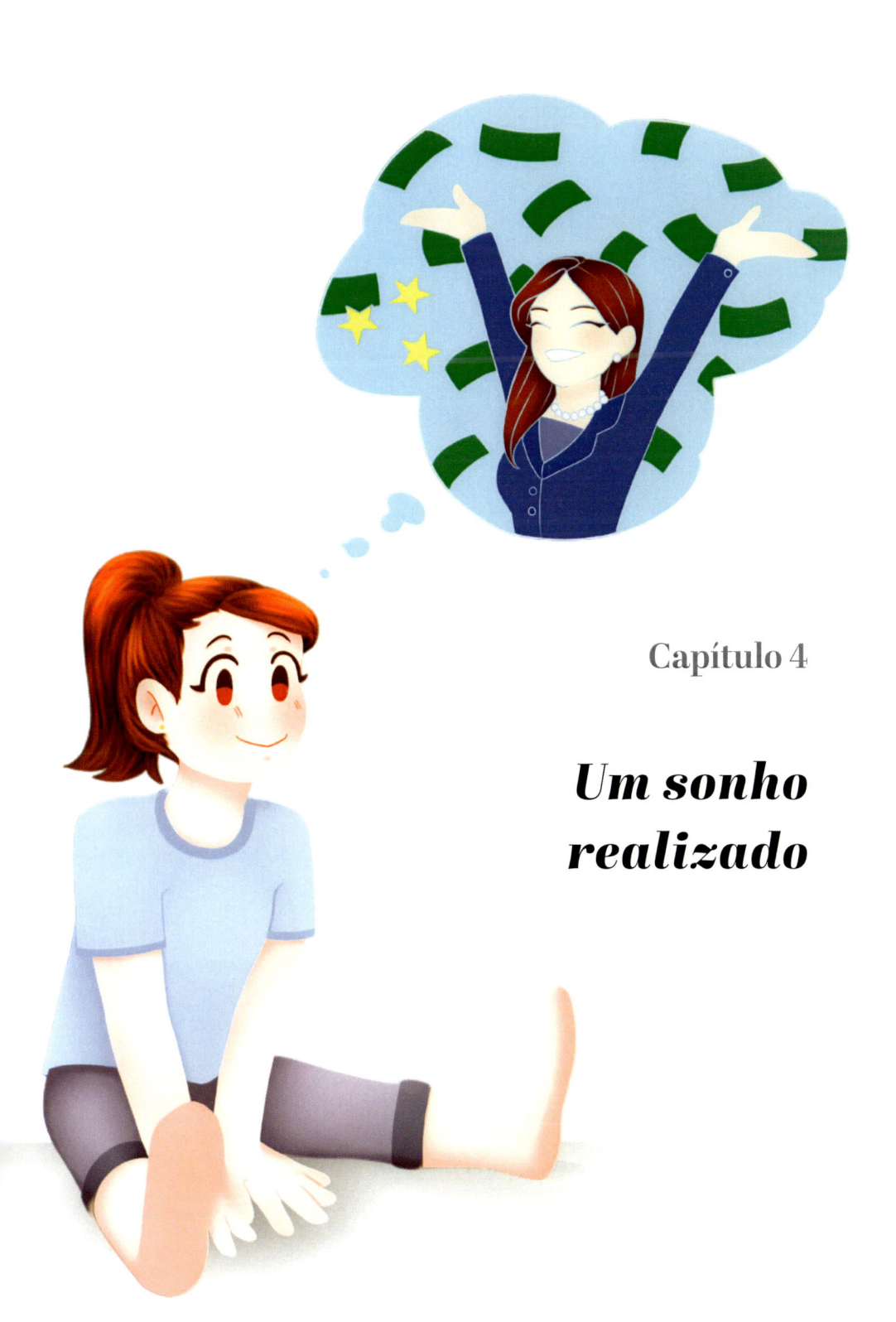

Um sonho realizado

Eu era pequena e já brincava de ser bancária, fazia notas e moedas de papel, contratos para assinatura, e fingia estar negociando alguma coisa importante, mas gostava mesmo era de fingir guardar o dinheiro nas gavetas da antiga máquina de costura que tinha na casa de minha mãe e também na casa de minha tia *Graciosa*.

Às vezes eu também brincava de médica, a minha terceira profissão favorita, acho que seria uma boa radiologista, adoro estudar imagens de ultrassom e ressonância. Quando adolescente eu também adorava esportes, amava jogar vôlei, trocava facilmente qualquer festa por um bom treino de vôlei, mas a profissão foi descartada pela altura, jogava futebol, baleado ou queimado, barra bandeira, esconde-esconde, gelo e pique-pega. Eu, quando estava no quintal ou nas ruas do bairro tranquilo em que eu morava, subia em árvores e comia frutas tiradas do pé para matar a fome, pois, se fosse em casa pegar algo para comer, era arriscado minha mãe mandar entrar para tomar banho e me aquietar; eu era a típica "moleca" de rua. Já disse que tive uma infância feliz?

Mas achava lindo mesmo eram aquelas pessoas nos filmes, vestidas de forma elegante, em suas mesas, quanto mais papel melhor, quanto mais gráficos e números mais emocionante era, tantos telefones quanto pudesse atender ao mesmo tempo, apertos de mãos firmes com sorrisos nos rostos, pessoas felizes, pois estavam financiando os seus sonhos, depositando as suas economias com confiança em boas mãos.

A nossa família tinha um amigo muito próximo que era gerente na instituição onde trabalho, ou trabalhei, não sei qual será a minha condição se um dia este livro for publicado. Voltando ao meu tio, antigamente os extratos e documentos vinham impressos em papel de impressora matricial, e meu amigo, a quem eu chamava de tio, trazia alguns papéis do banco para eu desenhar no verso, fazer bloquinhos e brincar, mal sabia ele que aqueles eram os "contratos importantes" da minha brincadeira, que meus clientes imaginários assinavam com tanta alegria, não é muito fácil conseguir amigos para brincar de banco, na maioria das vezes eu brincava sozinha mesmo. *"Sonho que se sonha só, é um sonho que se sonha só"*.[18]

Mais tarde, enquanto estudava para prestar vestibular, a dita *instituição financeira* abriu vagas para contratação, e de surpresa meu namorado me inscreveu para participar do processo seletivo.

O tempo tinha passado, eu não era mais criança, não brincava mais de banco, eu não acompanhava esse tipo de novidade, estava muito focada para o vestibular, entretanto de forma despretensiosa participei da seleção. Aquele ano foi o ano das aprovações, passei nos vestibulares para duas universidades diferentes, seria engenheira, engraçado que nunca brinquei de ser engenheira na infância. Três anos depois estava insatisfeita com o curso de engenharia, eu certamente seria uma engenheira medíocre. Estava estagiando em uma construtora, acompanhando a construção de um edifício residencial na fase de fundação, aquele buraco enorme no chão, o sol quente na cabeça coberta pelo capacete de engenheira estagiária, e planejando mudar de vida, aquilo não era para mim, então iniciei meus planos para passar um tempo nos Estados Unidos, já tinha dois dos três irmãos morando lá.

Porém, um certo dia recebi uma ligação e, do outro lado da linha, uma voz muito parecida com a do meu amigo da época disse o seguinte:

— *Ana Paula*? Meu nome é *Jamesson*, gerente da instituição financeira para a qual você fez seleção há um tempo, tudo bem? Você está sendo convocada para assumir na agência X no interior do estado. Você pretende assumir sua posição no banco?

Ao que respondi:

— Oxe, menino, "paaaraaaa", "tá" pensando que não reconheço a sua voz no telefone? Tá brincando comigo é? — Julgando que estava recebendo um trote do meu amigo.

E *Jamesson*, o gerente, continuou:

— *Ana Paula*, você vai receber uma correspondência em seu endereço, e deve preparar os documentos necessários para tomar posse no dia *1º de abril de 2001.* — Mudei a data também com medo de ser reconhecida e encontrar mais confusão além daquelas que já tive que suportar. — Anote o meu número e qualquer dúvida por favor me telefone.

Ele desligou a ligação, e eu quase não acreditei, só sei que fiquei tão feliz, que não me cabia dentro de mim. Na mesma hora desisti de ir aos Estados Unidos e finalmente realizaria um sonho que, enquanto sonhei sozinha, não se realizou, mas *"sonho que se sonha junto é realidade"*[19], e esse sonho, sonhei com meu namorado, que me inscreveu na seleção e sempre acreditou em mim, ele se tornou meu noivo e posteriormente meu marido.

A música deste capítulo não poderia ser outra, né? Vamos de Raul Seixas, "Prelúdio".

"Em nossos momentos mais calmos, somos todos sonhadores."

(Gordon B Hinkley)

Capitulo 5

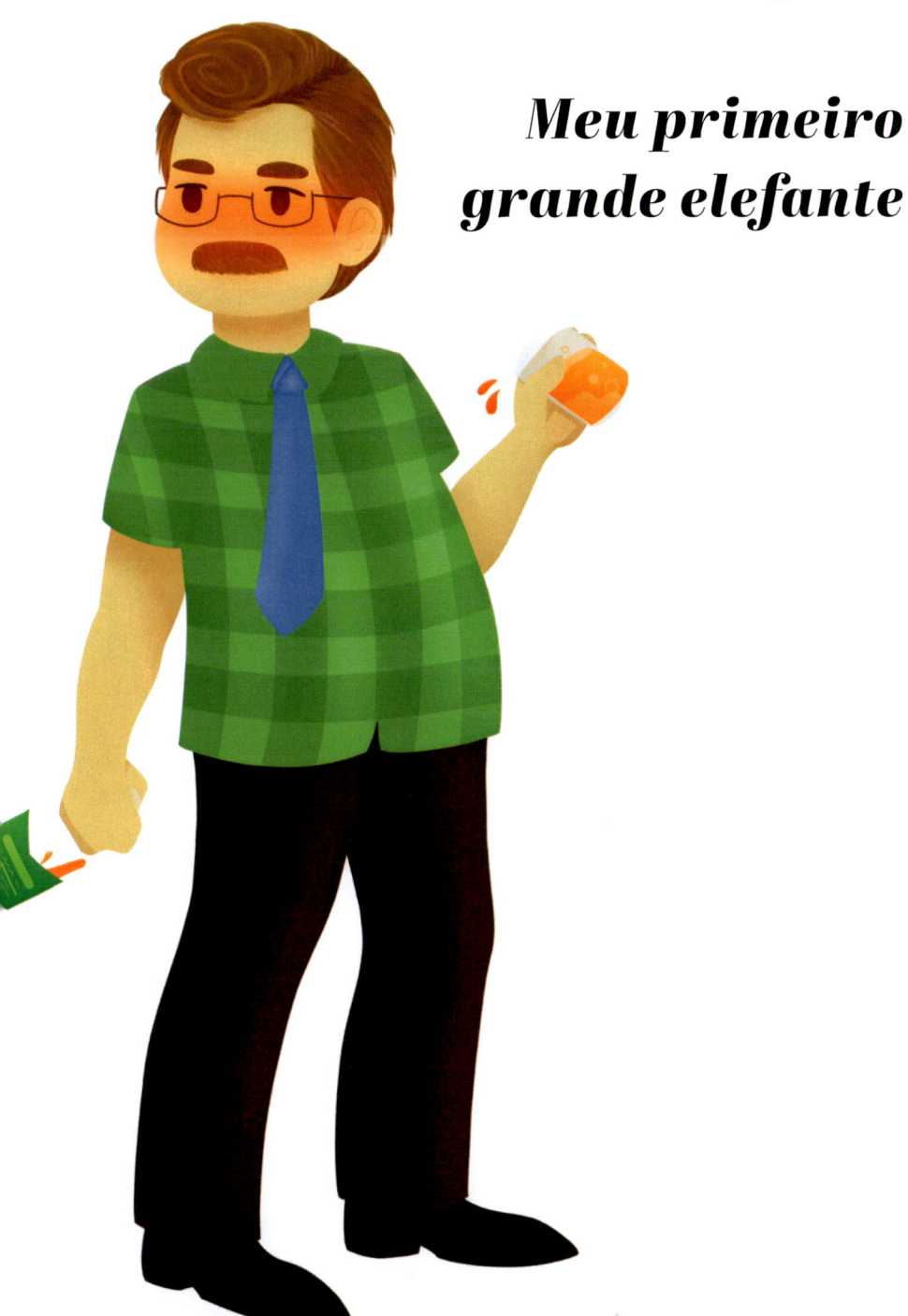

Meu primeiro grande elefante

Consegui fazer todos os exames, reunir todos os documentos, e fui toda feliz tomar posse na agência que ficava a 152 km de distância da minha casa, aliás, a partir daquele dia, da casa de meus pais, pois trabalhando tão longe tive que assumir e sustentar meu próprio lar, mas fui feliz, satisfeita e sorridente. Fui muito bem recebida pela equipe, que consistia em um gerente, mais dois colegas e eu, além dos dois vigilantes e um rapaz da limpeza, seis homens e eu, a única mulher no meio deles.

Fui bem recebida, minha presença feminina sempre foi muito respeitada por todos eles, eu era feliz em estar lá; nós vivíamos em paz e harmonia, eu amava o meu trabalho, fazia "horas bestas", digo, horas extras não pagas, e as fazia com o maior prazer, a agência estava sempre muito movimentada, pois era a única agência bancária da cidade, atendíamos comerciantes, servidores públicos e agricultores da cidade e das comunidades rurais mais próximas.

Antes de ir para a agência, passei uma semana na capital, num hotel muito bacana, com um quarto só para mim, alimentação e tudo pago pelo banco, diárias de viagem e recepção cinco estrelas.

Recebi treinamento sobre os sistemas, atendimento ao cliente, ouvi muito sobre os benefícios oferecidos pela empresa, fiquei ainda mais encantada, só não fui orientada quanto ao mais importante que me deveria ter sido ensinado naquele momento.

Logo que cheguei à agência, e vendo-a cheia de clientes aguardando atendimento, meu gerente anotou a sua senha do sistema em um pedacinho de papel e me falou:

— *Ana Paula*, aqui no banco, tudo o que fazemos, um funcionário registra e o outro confirma por segurança, mas eu confio em você, toma aqui a minha senha, e pode confirmar o que precisar, isso vai agilizar o nosso serviço.

Eu, ingênua, inexperiente e sem nenhuma malícia na cabeça, pensei: "poxa vida, meu chefe confia mesmo em mim, não vou decepcioná-lo". E não demorou muito tempo para que eu lhe retribuísse a confiança, passando a minha senha para ele, eu quase não tinha acesso a nada no sistema, era muito iniciante ainda. Observei que aquela era uma prática comum na agência entre todos os colegas mais antigos, e eu nem imaginava o perigo que aquela prática representava.

Meu chefe alcoólatra era o chefe mais legal de todos, não poderia desejar um melhor que ele, sempre atencioso e gentil.

Com o tempo passei do cargo inicial e fui promovida à caixa, achei uma coisa estranha, mas só depois de algum tempo compreendi o que aconteceu.

Em treinamento para a função de caixa, no primeiro mês, caso no final do expediente houvesse alguma diferença entre o dinheiro do caixa e o indicado no sistema, o banco arcaria com a responsabilidade, até um determinado limite de valor. Eu não sabia disso, e sempre busquei trabalhar com atenção e fazer tudo certinho. Fechar o caixa no final do dia sempre fazia o coração acelerar.

Durante o mês de treinamento, meu chefe bacana jogou dinheiro sobre minha mesa de forma desorganizada, misturando o dinheiro que ele jogou com o que eu tinha sobre a mesa, com o pedido de arrumar o numerário, isto é, arrumar o dinheiro, e adivinha? No final do dia, tive uma diferença no caixa faltando um valor perto do limite coberto pelo banco em caso de treinamento, claro que fiquei muito nervosa.

— Não se preocupe, *Ana Paula*, você está em treinamento, não vai pagar por essa diferença, deixa que o banco assume isso por você. — Respirei aliviada, porém desconfiada.

Dois anos haviam se passado, havia me casado e já estava grávida, quando o funcionário que substituía o gerente durante suas ausências de férias e faltas começou a perceber a falta de numerário (dinheiro) no cofre da agência.

Já como caixa atendia a alguns clientes que reclamavam do saldo em suas poupanças, e eu apenas os mandava procurar o gerente geral legal que explicava alguma coisa ou fazia alguma mágica e os cliente voltavam satisfeitos, e de repente o dinheiro estava lá, eu não pensava sobre isso, mas o substituto do gerente geral tinha experiência suficiente para saber que havia algo de errado naquela situação que havia se tornado tão frequente.

Riero reuniu os colegas e explicou que havia descoberto que nosso chefe tão querido havia roubado dinheiro do cofre da agência e da poupança de alguns clientes, na maioria idosos com baixa escolaridade. Todos concordamos em fazer o que era certo, iríamos denunciá-lo ao setor competente do banco, e assim foi feito.

Não demorou para que os auditores chegassem à agência com suas poses autoritárias e fingindo amizade começassem a investigar a denúncia e toda a situação. Ainda lembro da expressão no rosto de meu chefe, agindo com tanta urgência, tentando consertar ou maquiar os números para que parecessem todos corretos.

Ele foi afastado no dia seguinte para que a investigação prosseguisse, e nós continuamos trabalhando e atendendo aos clientes enquanto os auditores trabalhavam, com suas caras fechadas e presenças desconfortáveis.

Eu, já casada, não lembro ao certo com quantos meses estava, mas acredito que estava com aproximadamente seis meses de gestação, a barriga já estava evidente, quando os auditores pediram para conversar comigo, fui tranquila, em uma salinha fechada, me sentaram em uma cadeira e perguntaram como e por que eu havia roubado um total de R$ 294 mil das contas dos clientes do banco?!

— Como assim? Eu não fiz isso! — Senti um choque de adrenalina percorrendo cada canto do meu corpo, e com certeza meu bebê sentiu esse choque também.

Fui pressionada por dias a contar, confessar algo que nem imaginava que havia acontecido, eles me explicaram que a minha senha estava registrada em todas as transações relacionadas ao roubo daquela quantia.

Chorei na frente deles, chorei em casa, chorei no banheiro, mas não adiantou, pois muitas vezes os culpados também conseguem chorar como se fossem inocentes. Eu era inocente e tinha que provar que não havia feito aquilo, não sabia nem como roubar, muito menos como provar que não tinha roubado, mas a minha senha estava em tudo.

Desculpem a próxima frase, pois ela vai parecer bem egoísta, mas, para a minha sorte, o total roubado superava R$ 1 milhão, e as transações haviam sido realizadas com as senhas de todos os funcionários da agência, como se fossemos uma "gangue", todos de acordo com o grande roubo que nem imaginávamos que estava acontecendo.

Respondi ao processo administrativo, sofri muita pressão, estava grávida do meu primeiro filho, e tive pouco tempo para provar que não havia feito aquilo. Acredito que no fundo os auditores acreditavam em nossa inocência, mas as provas diziam o contrário.

"Observa os IPs dos computadores em que as transações foram realizadas", foi a dica de um colega. O IP de um computador é como uma identidade, ou como uma digital que identifica a máquina. Todas as transações saíam do mesmo computador, o computador da mesa do gerente geral "gente boa", viciado em álcool e em jogos de azar "Deus me proteja de mim e da maldade de gente boa, da bondade da pessoa ruim..."[20]

Ele andava num carro velho, "cainho aos pedaços", perdia todo o dinheiro que ganhava e o que roubava em jogos de azar, nós sabíamos do vício no jogo, e no álcool, mas não sabíamos que ele roubava para jogar. Certo dia ele chegou todo feliz, pois tinha acertado no Bicho do dia. Eu e minha mania de ficar feliz pelo outro. Acho que ele sempre teve a esperança de ganhar na sorte o suficiente para repor tudo o que roubou, mas o vício é um bicho enganador.

Descobrir o IP do computador apenas mostrava de qual computador as transações haviam sido realizadas, o registro e a liberação das transações, o que amenizava a nossa culpa, ainda assim tinha compartilhado a minha senha, e isso seria motivo de demissão por justa causa. Para esse erro não tentei me justificar, mas acusei o banco, pois não havia sido alertada nos treinamentos que recebi durante a posse, indaguei que havia sido colocada para trabalhar em um ambiente corrompido, que fui colocada para trabalhar em uma agência em que a prática era comum e antiga, e o banco não havia feito nada para corrigir a prática, nem me alertou sobre os riscos, então eu fui vítima do banco. Deu certo, não fui demitida, mas antes havia sido promovida à caixa e como punição voltei ao posto inicial no banco, ganhando menos, ficando impedida de ser promovida pelo período de dois anos, mas ainda estava lá.

O processo foi julgado, o gerente geral "legal" foi demitido, e não sei se respondeu criminalmente, na verdade nem sei se ficou vivo depois disso. Perdi completamente o contato com ele logo depois do processo, nunca recebi um pedido de desculpas dele. Às vezes ouvir "me desculpe" para mim importa, não que vá corrigir o passado, mas demonstra reconhecimento do erro.

Todos nós que ficamos, apesar de não seremos demitidos, perdemos nossos cargos e comissões, com prejuízo para nossos salários, que no final das contas foi um bom resultado, pois a demissão era quase certa.

O elefante não parou por ai.

Terminado o processo, chegou o superintendente a nossa agência, ele viajou mais de 150 quilômetros para conversar conosco. Aos funcionários traumatizados ele disse:

— Sei que vocês passaram por uma situação muito difícil aqui, eu vim para dizer que posso ajudá-los no que precisarem. Tem algo que eu possa fazer por vocês?

— Eu quero ser transferida para minha cidade natal, quero poder trabalhar perto de casa, estou grávida e preciso estar perto da minha família para poder parir o meu filho em um ambiente tranquilo — respondi.

— Considere feito, na próxima semana resolvo isso para você — respondeu o superintendente poderoso.

Cheguei em casa feliz, cheia de esperança, contei para o meu marido que havia conseguido a transferência para a cidade de meus pais, seria um "de volta ao lar". Na cidade onde eu trabalhava, eu não tinha amigos mais próximos e nenhuma família; queria poder parir o meu filho perto da minha mãe e das minhas irmãs, perto da minha família.

Por coincidência no trabalho do meu marido havia surgido uma vaga para a mesma cidade que me havia sido prometida a transferência, minha terra natal, minha "Shangri-lá", ao lado de minha família, e que, se ele aceitasse, na próxima semana já assumiria a nova posição. Sendo assim, meu marido seguiu para o seu novo posto de trabalho, confiantes de que logo eu chegaria por lá. Meu marido foi transferido, o superintendente também foi transferido e não cumpriu com a sua promessa, me deixou sozinha, grávida de sete meses, longe da minha família, e agora pior, a mais de 150 quilômetros longe do meu marido, num lugar cheio de gatilhos e traumas.

Por causa da gestação, eu sentia muitas câimbras nas panturrilhas de madrugada e não tinha mais meu marido por perto para me ajudar com os alongamentos e dores pelo corpo, trabalhava triste, chegava em casa triste, e ficava sozinha, traumatizada e com as panturrilhas doloridas. Na época não havia videochamada nem aplicativos de mensagens para encurtar as distâncias. No trabalho corria para o banheiro para chorar, que situação triste e totalmente inesperada, tinha medo de sentir depressão pós-parto, de parir de repente, sozinha e longe de casa, e com apenas homens como colegas de trabalho.

Quando cheguei perto dos nove meses de gestação, arrumei sozinha a minha mudança, remada após remada, o porteiro do prédio onde eu morava desmontou os móveis para mim, num sábado meu marido chegou com um caminhão contratado e vim "de malas e cuias" para minha cidade natal, parir o meu filho, perto do meu marido e dos meus pais. Dei entrada na minha licença-maternidade, levei a minha mudança e não sabia o que faria depois que terminasse a minha licença, com certeza emendaria mais um mês de férias, mas depois iria precisar voltar a trabalhar, estava lotada em uma agência há mais de 150 km de distância de minha nova casa, cheia de gatilhos das experiências vividas na agência longe de casa, com um bebê, cheia de angústias.

Antes de sair de licença-maternidade, registrei no sistema minha concorrência para remoção automática para todas as agências próximas de casa, na esperança de um milagre.

A remoção automática funcionava assim: uma vez por semana o sistema verificava se havia vagas nas agências de todo o país, e se havia funcionários inscritos no sistema, interessados naquela vaga.

Combinando essas duas situações, o funcionário melhor classificado por uma pontuação automaticamente seria transferido para suprir a vaga na agência pretendida. A classificação se dava pelo cálculo da pontuação ponderada pela formação acadêmica, tempo de banco, cursos realizados, cargo atual, certificações, entre outras. Com o meu histórico, tinha voltado ao posto inicial por causa do roubo do chefe alcóolatra, pouco tempo de funcionária e não tinha terminado o curso superior ainda, lembra que abandoei o curso de engenharia para trabalhar? Minha pontuação era baixa, e minha transferência automática seria um milagre.

Quando meu bebê já tinha quase 5 meses de vida, eu já estava gozando dos últimos dias das minhas férias, estava aflita e bastante angustiada, recebi uma ligação:

— *Ana Paula*, você foi transferida pela remoção automática para uma agência Y, a agência Y ficava a aproximadamente 24 km de casa.

Meu sentimento foi de alívio e uma explosão de alegria, chorei de gratidão, com meu filho nos braços e a sensação de que Deus não havia me esquecido, parecia uma autorização divina para ser feliz novamente, para recomeçar, e agora eu teria mais motivos para isso, eu tinha em meus braços o maior amor que já senti, um tipo diferente daqueles todos que já havia experimentado, o amor de mãe, que tudo crê, que tudo suporta, que doaria o próprio coração para salvar seu filho, mas que come chocolate escondido para não dividir, sim, sou dessas. Agora a família estava reunida e eu poderia escrever uma nova história no emprego dos meus sonhos, e esquecer o pesadelo que vivi.

Eu engoli esse grande e indigesto elefante logo no início da minha carreira, ele passou arranhando pela minha garganta, mas logo se acomodou confortavelmente no meu estômago, lá fazendo morada, esquecido, escondido por trás de um termo de sigilo que fui obrigada a assinar.

No retorno ao trabalho, assumi meu posto numa cidade mais próxima de casa, que ficava a aproximadamente 24 km de distância e me permitiria ir e voltar diariamente para casa, feliz, satisfeita e sorridente.

Eu acho que este capítulo combina bem direitinho com uma música que nem existia na época, mas agora se encaixa perfeitamente.

A música que dediquei ao meu filho, que nasceu lindo e saudável, meu companheiro nessa pior fase, sem ter escolhido por isso, sem culpa e sem dolo, ele nasceu tranquilo depois de ter suportado comigo tanta coisa difícil, e por causa dele eu tinha *"Vontade de viver mais, em paz com o mundo, e comigo"*[21].

Para este capítulo, sugiro duas músicas. Vamos de Chico César: "Deus me Proteja" e "É só pensar em você".

Ana Paula de Mirante Moraes

"O vício é um bicho enganador."

Capítulo 6

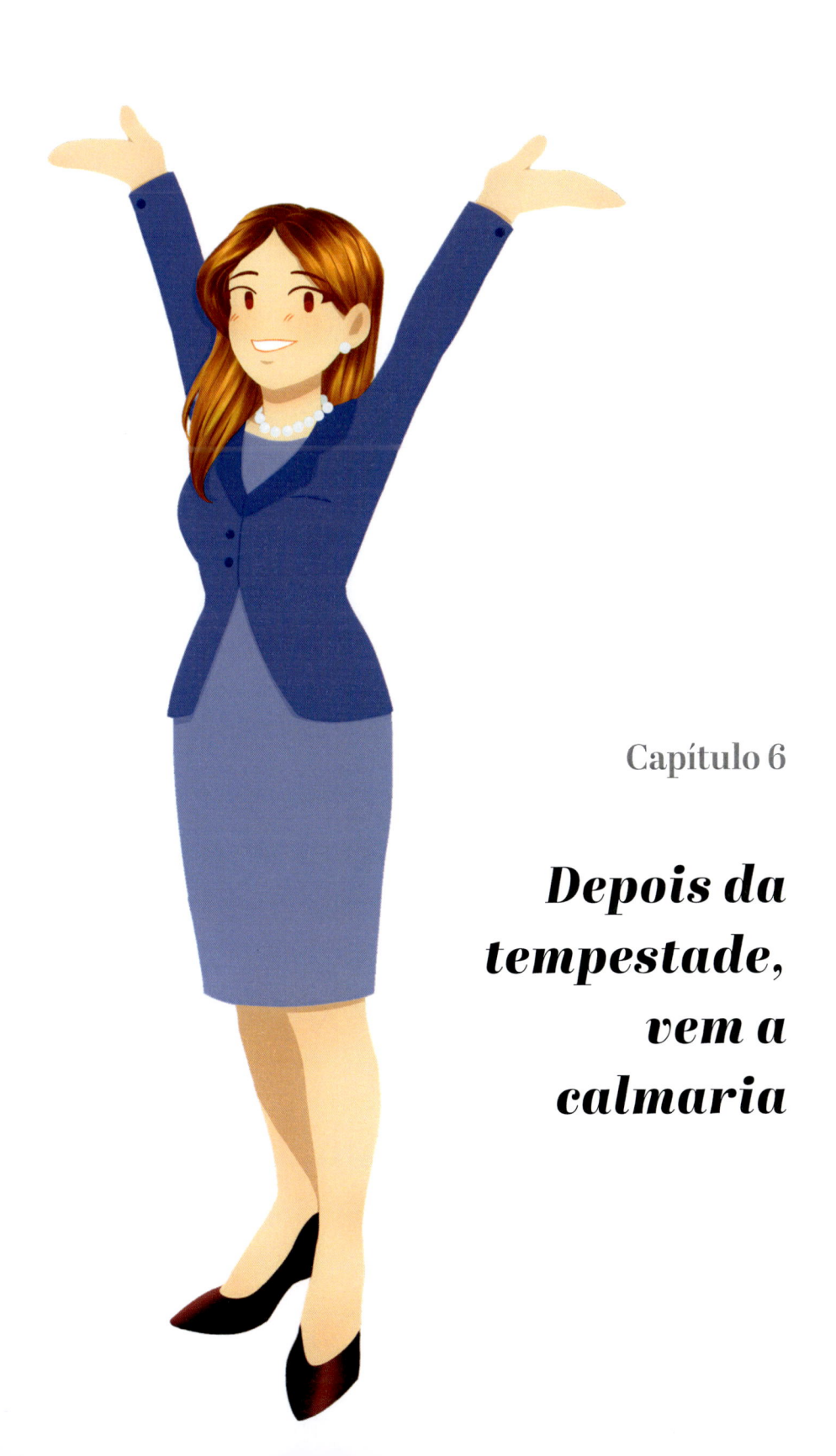

Depois da tempestade, vem a calmaria

Trabalhei por aproximadamente três anos na minha segunda agência, lá aprendi muitas coisas, era uma agência bem maior, fazia parte da região metropolitana de uma capital linda deste Brasil gigante. Todos foram receptivos, tinha um gerente geral da agência, íntegro, respeitoso, acessível, educado, inteligente, e estava prestes a se aposentar, cheio de experiência. Ele ficava sentado à mesa em uma grande sala, separado por uma porta que ficava sempre aberta, aquele modelo antigo de administração em que a pessoa mais importante da agência fica reservada a resolver as coisas mais importantes.

Abaixo dele tinha o meu chefe imediato, o nome dele era *Felipe*, ele era engraçado, paciente e confiava muito em mim, me ensinou muito bem o que eu precisava saber, me ensinou da forma correta, e lá fui me desenvolvendo como profissional, aprendi um pouquinho sobre investimentos, crédito, atendia aos clientes com satisfação, lá não fazíamos "hora besta", isto é, todas as horas trabalhadas eram pagas, e lá fui me destacando, tinha talento para o ofício, eu já disse que amava o que fazia?

Logo na primeira oportunidade, fui promovida a *assistente do gerente em negócios*, logo que o cargo foi criado; o salário dobrava. Era o início da carreira na área negocial, aumento de responsabilidades e de horas trabalhadas, eu me tornei a assistente de *Felipe*. Nasci para ser bancária.

Fazendo pesquisas para escrever este livro, encontrei este documentário: "A Pessoa é para o que nasce"[22] já diziam as três irmãs, Maria, Regina e Conceição, mais conhecidas por "Maroca", "Poroca", e "Indaiá", as irmãs de Campina Grande na Paraíba, que na sua simplicidade viraram estrelas de cinema, como se diziam ser. É um documentário de 2005, da produtora carioca TVZero, com a direção de Leonardo Domingues e Roberto Berliner, e participação especial de Gilberto Gil.

O documentário mostra como três irmãs cegas de nascença "veem" o mundo, nos dando uma nova perspectiva para nossas próprias histórias. A obra pode ser encontrada no YouTube. Gostei muito da frase "A pessoa é para o que nasce" e acho que ela se encaixa bem direitinho na minha vida. Eu nasci para ser bancária, e queria dar uma nova perspectiva para a minha história, queria esquecer o passado, o elefante estava confortavelmente adormecido e seguramente aconchegado no estômago.

Depois de algum tempo, já promovida, engravidei do meu segundo filho, e descobri que ele viria com uma importante deficiência física, eu estava sozinha quando recebi essa notícia. Por esse motivo sou insistente em afirmar que nenhuma grávida deveria ir aos exames e consultas do pré-natal sozinha, meu marido trabalhava muito também e na maioria das vezes eu ia ao médico sozinha.

Na minha agência, recebi todo o apoio que precisei, sempre fui liberada para ir a todos os exames e consultas, na época já me destacava como *assistente do gerente em negócios* e recebi uma ligação:

— *Ana Paula*, vai abrir uma vaga para gerente de carteira aqui em minha agência, você gostaria de participar do processo de seleção para essa vaga?

— Neste momento, não vou poder participar, estou grávida e prestes a sair de licença-maternidade, mas muito obrigada por lembrar de mim — respondi.

Claro que me senti reconhecida pelo esforço e dedicação ao meu trabalho, mas no momento precisei dar um passo para trás, meu filho precisaria de mim e do meu tempo, seriam horas de terapias, algumas cirurgias, entre outras situações. Pedi dispensa do meu cargo de *assistente do gerente em negócios* que trabalhava duas horas a mais que o posto inicial e ganhava um bocado a mais também.

Com essa experiência, reconheci o que considero hoje, como sendo o maior valor do meu trabalho o plano de saúde maravilhoso que a empresa me ofertava. Diante de todas as dificuldades com o nascimento do meu segundo filho, meu plano de saúde foi simplesmente perfeito, não precisei me preocupar com nada, foram dias de UTI, cirurgias, mais de um ano trocando gessos seriados, fisioterapias, fonoaudiologias, e além de tudo meu filho precisava do meu tempo.

Como é bom trabalhar com pessoas honestas, éticas, que promoviam por meritocracia e, além de tudo, humanas.

Eu seguia amando o que fazia, amava a empresa onde trabalhava, estava um pouquinho frustrada com o trabalho que realizava. No posto inicial fazemos atendimentos simples, e eu já conseguia fazer mais, sentia falta dos desafios, estava cheia de vontade de crescer, reconhecia os valores da empresa que escolhi para trabalhar e dedicar parte importante do meu tempo. Estava em um lugar que em nada lembrava meu elefante adormecido.

Apesar das dificuldades com a saúde do meu filho, eu estava amparada, acolhida, rodeada pela família, pelo meu marido. Não havia termo de sigilo assinado para aquela situação, eu podia conversar com as pessoas, lá eu fui muito feliz.

"O que importa é aqui e agora, toda hora é hora enquanto eu posso estar."[23]

Meu filho nasceu lindo, recebeu todo o apoio que precisou, recebeu cada segundo que precisou do meu tempo, e eu estava muito feliz com a sua chegada. E a quem possa interessar, ele tem crescido, está forte e é muito saudável.

Para este capítulo, vamos de Marisa Monte, "Feliz, alegre e forte".

> *"Tudo que o tem valor leva tempo para ser construído."*
>
> (Eric Worre)

Capítulo 7

Primeiros sintomas

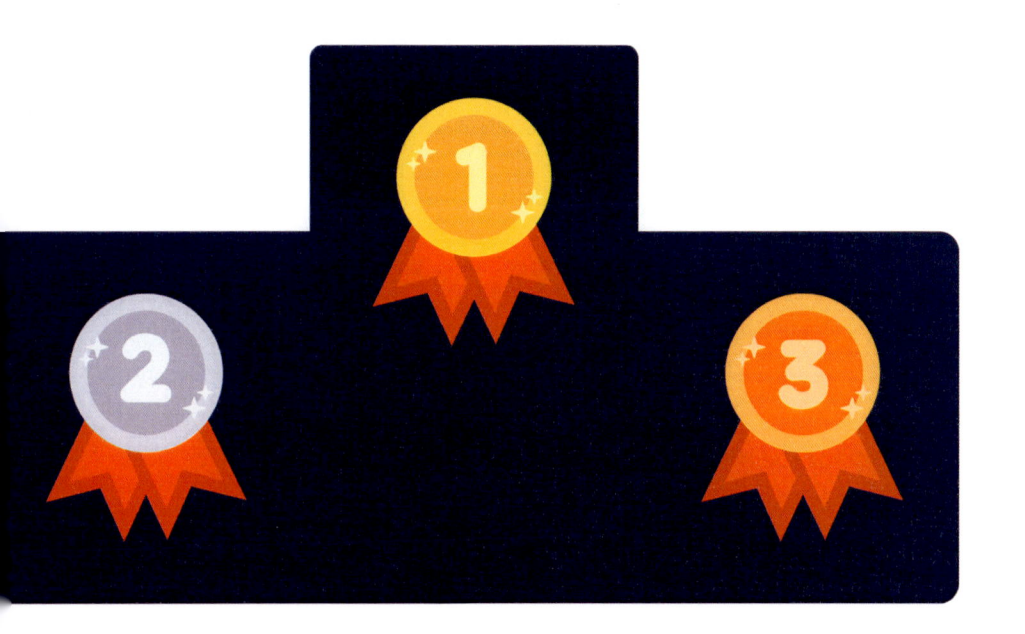

Depois do nascimento de meu segundo filho, e por causa da necessidade de acompanhamento na evolução de sua saúde, foi necessário abrir mão de minha comissão de *assistente do gerente em negócios*, assim poderia trabalhar duas horas a menos por dia, não seria obrigada a fazer uma hora de almoço no meio da jornada de trabalho, ganharia menos claro.

Consegui uma permuta com um colega que tinha interesse na minha posição e eu tinha interesse em trabalhar mais perto de casa. Então permutamos, eu e *Anderson* (lembrem do nome dele), ele se tornou assistente de *Felipe* no meu lugar a 24 km de casa e eu fui para o seu lugar a 14 km de casa, tudo bem, ganhei apenas 10 km de distância, porém em termos de trânsito e tempo perdido no deslocamento entre a minha casa e o trabalho, ganhei pelo menos 60 minutos por dia por causa do fluxo dos carros na ida e na volta, além das duas horas a menos de trabalho, e uma hora a menos de almoço economizei pelos menos quatro horas por dia, que foram todas dedicadas ao tratamento de meu filhinho, que aliás se desenvolveu e se tornou uma criança linda e muito feliz!

Na minha terceira agência, cheguei como posto inicial novamente, mas quando as coisas ficaram mais tranquilas em casa, fui novamente dando foco ao meu crescimento profissional, fui promovida quando surgiu a primeira vaga de *assistente do gerente em negócios*, e depois disso trabalhei muito para reunir novos clientes e formar uma nova carteira, sendo assim promovida a gerente da carteira de clientes pessoa física. Eu estava radiante e realizada. Eu nasci para ser bancária, acho que já disse isso antes.

I've done my sentence, (Eu cumpri minha sentença)

But committed no crime (Mas não cometi nenhum crime)[24]

Sempre assumi um papel colaborativo com as metas da agência, mas depois de comissionada eu realmente senti a responsabilidade do cargo, e isso não me incomodava de forma alguma, eu conseguia realizar com alegria. Também me tornei com o tempo a substituta do gerente geral. Eu estava feliz, recebia reconhecimento pelos esforços de desenvolvimento profissional.

Você conhece o princípio de Peter Parker? É um provérbio popularizado pelos quadrinhos do Homem Aranha, escritos por Stan Lee[25], o princípio diz: *"Com grandes poderes, vêm grandes responsabilidades"*.

— Quantas ligações a senhora fez hoje, dona *Ana Paula*? — perguntou meu chefe.

— Seis até agora — respondi.

— Só seis, por que tão pouco? Liga agora na minha frente, que eu quero ver você trabalhar — falou meu chefe em tom cínico e desafiador. — Precisamos da venda de R$ 10 mil em títulos de capitalização agora, só sai depois que fizer.

Recebi a meta.

— *Ana Paula*, eu sei que você está de férias, mas precisamos muito de você para bater uma meta aqui, e aquele seu cliente confia muito em você, você pode dar uma passadinha aqui na agência? —

E isso acontecia também durante as licenças de saúde.

— Sei que você está doente, mas pode vir aqui nos ajudar com essa meta?

Isso não era "problema" para mim.

Mas de repente, imaginei ter alergia às balas de menta, que eu costumava ter na gaveta da minha mesa de trabalho para ter sempre um bom hálito e glicose por perto. A respiração estava estranha e eu tinha começado a bocejar repetidamente, um bocejo que não se completava, pois o ar não entrava. Não associei isso à pressão no trabalho, eu pensava que era alergia, ou qualquer outro problema respiratório, demorei a associar isso à cobrança das metas. No final de semana eu curtia uma prainha e ficava tudo certo.

Eu tinha o sonho de ser gerente de carteira para clientes alta renda, e depois gerente geral. Então trabalhei duro para isso.

Com o tempo, percebi que, para me destacar ainda mais, precisaria me mudar para uma agência mais importante, então permutei com um colega também gerente que queria ficar mais perto de casa. Sua carteira não ia bem, era a última na classificação de sua agência, era uma carteira difícil, da agência mais importante da capital, que ficava no mesmo prédio da superintendência, uma vitrine perfeita para quem queria crescer no banco, por méritos próprios. Aceitei o desafio na mesma hora. Era a agência dos meus sonhos, linda, na avenida mais importante da cidade, um shopping a céu aberto, como dizia na propaganda. Lá tive a oportunidade de trabalhar com o melhor administrador de todos. Eu tenho a mania de ranquear os administradores, e ter um lugar no pódio para cada um deles, uma classificação, um Top dez, e este estaria no número um, se não fosse a *Ana Luz* que vocês vão conhecer mais à frente.

Muito competente, meu atual Top dois era disponível, um professor das boas práticas, humano, sábio, e além de tudo um ser iluminado. Com ele aprendi muita coisa, trabalhei duro, e transformei a pior na melhor carteira da agência; como resultado, me tornei a substituta do gerente geral da "agência vitrine". Lá eu fui muito feliz, fiz amigos, bati metas, me qualifiquei, e em apenas um ano fui promovida a gerente de clientes alta renda.

A carreira seguia como planejado, fui convidada a formar uma carteira para a inauguração de uma nova agência, na mesma avenida, a mais bonita e importante da cidade.

Depois eu soube que meu gerente top dois havia saído de licença-saúde, estava depressivo, sofrendo grande pressão por parte de um superintendente perseguidor. Eu não gostava do superintendente da época, não o achava verdadeiro em suas palavras, fiquei triste ao saber da situação do meu amado chefe top dois. Depois soube que ele havia se aposentado, como era novo, acredito que se aposentou por consequência de doença emocional.

Eu estava no elevador de um empresarial, ia levar meu terceiro filho ao pediatra, quando recebi uma ligação dizendo que eu havia sido promovida para o cargo dos meus sonhos, fiquei tão feliz, mas tão feliz que sai falando para os estranhos do elevador lotado:

— Gente, fui promovida no meu trabalho. Obrigada, Senhor!

Engraçado que o povo ficou olhando e sorrindo, não sei se pensaram que eu estava doida, ou besta, ou se estavam felizes por mim, ou achando engraçado, o fato é que a alegria transbordou e não consegui me conter.

Claro que essa promoção não veio como presente, antes eu precisei passar por uma seleção muito concorrida, lembro bem do dia que passei pela fase da entrevista, a minha futura chefe mulher, sem nenhuma cerimônia, perguntou:

— *Ana Paula*, você tem filhos?

— Sim, tenho três — respondi.

— Pretende ter mais filhos? — retrucou a entrevistadora.

Fingindo não entender a falta de pertinência da pergunta, respondi naturalmente:

— Não pretendo ter mais filhos, acho que já contribui bastante com a humanidade.

— E nós sorrimos. Eu, constrangida.

Tenho certeza de que fui selecionada não porque não pretendia ter mais filhos; mas se minha resposta tivesse sido diferente, se tivesse dito que pretendia ter mais filhos, será que teria passado de fase, nesse "game" da vida real?

Postei numa rede social uma foto da equipe, no dia da inauguração da nova agência alta renda, com a seguinte frase:

"Eu já trabalhei em agências maravilhosas, mas uma com 100% de funcionários felizes e motivados pelo simples fato de amar o que fazem e estar onde estão, é a primeira vez!"

Exatamente como eu me sentia. *"And we'll keep on fighting till the end..."*[26] *(E nós continuaremos lutando até o fim).*

Vamos de Queen, "We Are The Champions".

"Imaginei ter alergia às balas de menta, [...] A respiração estava estranha e eu tinha começado a bocejar repetidamente, um bocejo que não se completava, pois o ar não entrava."

Capítulo 8

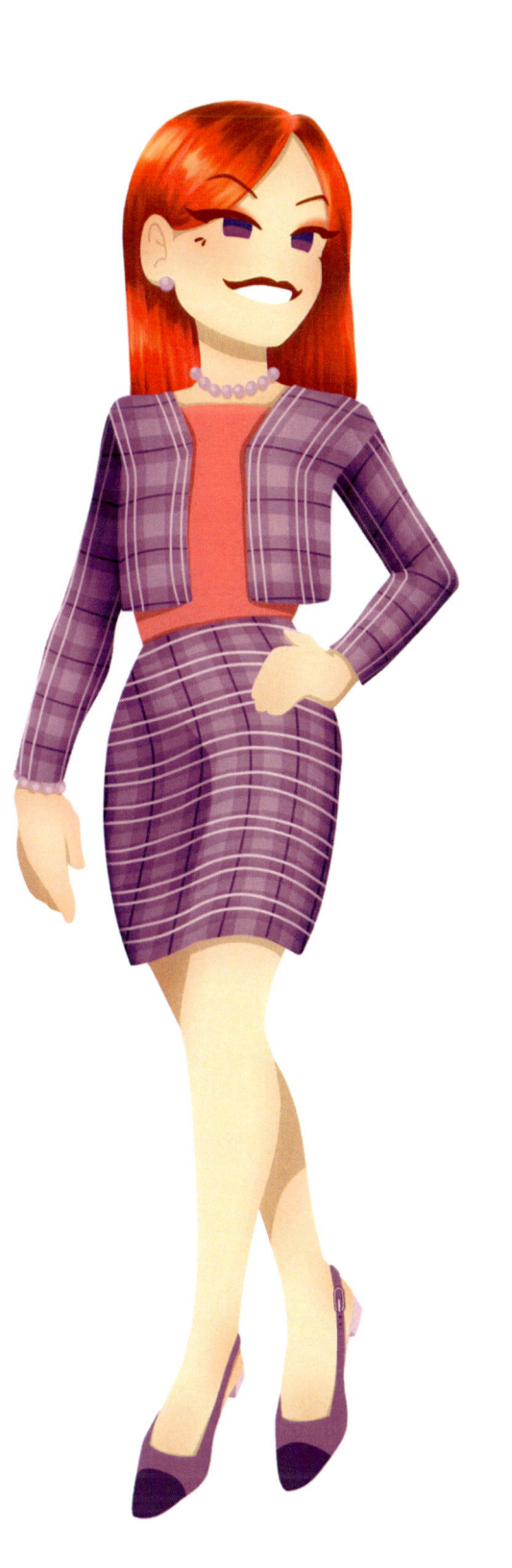

Entre tapas e beijos, veio a pandemia

Vou subdividir este capítulo, certo?

Começando com os beijos...

Nunca havia me sentido tão feliz no trabalho, havia ajudado a inaugurar uma agência linda, no cargo dos meus sonhos, recebia um bom salário com excelentes benefícios para os padrões bancários. Trabalhava diariamente com uma grande satisfação, vestia social, como nos filmes da infância, scarpin nos pés o dia todo, cabelos arrumados, maquiagem e unhas bem cuidadas.

Já havia aprendido desde cedo a nunca, absolutamente nunca julgar uma pessoa pela aparência, muitos dos clientes que se vestem de forma bem simples têm grande capital aplicado, e muitos engravatados são endividados até o pescoço adornado por suas gravatas elegantes, e ambos são importantes para o banco, o investidor e o tomador de crédito, afinal é disso que vive um banco, de captar recursos de quem tem para investir e emprestá-los para quem precisa deles. Aprendi também que, apesar de não poder julgar o cliente pela sua aparência, eu precisava estar com a minha aparência impecável, isso passa credibilidade para os clientes, eu também tinha uma chefe bastante exigente nesse quesito.

Nossa equipe era unida, liderada por uma líder do estilo mãezona, mas daquelas que não passa a mão na cabeça, a meta estava lá e tinha que ser cumprida.

A meta de uma carteira alta renda é igual ou maior do que a meta de uma agência de interior, é muita responsabilidade, um volume importante do resultado do banco nas mãos de um gerente, e precisa ser entregue, eu entendia isso e nunca tive problemas com as metas, mas mês a mês elas se multiplicam exponencialmente.

Um quadro de desempenho exposto para todos os funcionários, com os nomes dos gerentes e a produção de cada um, era muito desagradável, mas aceito por todos, nós éramos da elite do banco, tínhamos sido escolhidos a dedo.

Não era a cobrança da chefe que me incomodava, e sim o meu senso de responsabilidade, a minha autocobrança, essa sim começou a me incomodar. Respiração entrecortada, suspiros constantes, e minha primeira crise de choro por causa das metas. "Como pode a meta deste mês ser o dobro da meta do mês anterior? São os mesmos clientes!" Mesmo assim segui, num ritmo acelerado, sem pausas, eu conseguia mês a mês, sem um dia para respirar, entregava as minhas metas e sentia satisfação na realização.

Eu gostava muito disso, mas estava ficando cansada. Às vezes no meio do dia, fazia uma oração pedindo a Deus para me dar forças para continuar, já me sentia exausta, mas nunca pensando em abrir mão daquilo que eu amava e tinha lutado tanto para conseguir. "Estou apenas cansada", eu racionalizava.

"Preciso de uma viagem bem cara para fazer valer a pena", além de parcelar a viagem para fazer lembrar mensalmente que se eu quiser novamente, tenho que continuar firme. É por isto que muitos bancários viajam, para fazer valer a pena.

Tem bancário que em vez de viajar, prefere trocar de carro todo ano, e acumular bens. Eu e meu marido preferimos viajar sempre que podemos.

A *Maria Papão* trocava de carro a cada seis meses. Calma que você vai saber mais sobre ela daqui a pouco.

"Cada um é cada um, e cada qual é cada qual", já dizia a minha avó.

Sempre digo que a melhor parte do meu trabalho eram os meus clientes, realmente eu desenvolvia pela maioria deles um carinho verdadeiro e proximidade gerente/cliente, queria o melhor para cada um deles, queria fazer negócios com responsabilidade, queria que sempre desse tudo certo. Muitas vezes, me colocava no lugar deles para me fazer lembrar que eu era apenas a sua gerente do banco, mas muitos deles faziam a questão de ter a minha amizade, e isso me honrava muito. Ser convidada para os aniversários, para tomar um lanche da tarde, para conhecer a família. Se eu pudesse citaria o nome de alguns deles aqui, mas não posso, pois neste livro me chamo *Ana Paula*.

Estive mal por causa da covid-19 durante a pandemia, e quando me recuperei tive que pagar algumas promessas feitas pelos meus clientes, em favor da minha saúde. Apesar de não fazer parte da minha fé, mas para honrar a fé deles eu paguei as promessas, uma a uma, eram promessas razoáveis.

Agora as tapas...

Certo dia, cheguei num ponto tão acelerado, naquele dia específico eu tinha muitas coisas para resolver e elas chegaram todas ao mesmo tempo.

Minha mente me travou, eu só consigo definir como um estado de "suspensão", um estado de confusão mental; eu lembro de dois colegas falando comigo ao mesmo tempo e de repente eu não conseguia entendê-los, em minha mente só vinha "preciso fugir", essa sensação de suspensão durou alguns segundos, foi muito estranho, mas muito intenso. Já viram em algum filme ou novela algo parecido? Quando um personagem sob forte tensão sente que tudo ao redor fica distorcido, o personagem não entende o que é falado, vê tudo em câmera lenta e aquele momento parece infinito? Foi como me senti.

Chorando olhei para minha colega da mesa ao lado, minha melhor amiga na agência, não lembro se pedi ou se ela vendo o meu estado se ofereceu, só sei que sozinha eu não conseguia sair de lá.

Ela me levou no carro dela em busca de atendimento ambulatorial, lá fui medicada com um ansiolítico forte, minha amiga também ligou para o meu marido, pois com o remédio eu cai num soninho daqueles gostosos e relaxantes. Tirei o dia seguinte para descansar a mente.

Fui orientada pelo médico que me atendeu a procurar uma psiquiatra, visto que meus exames periódicos anteriores já vinham sinalizando um alto grau de estresse. E assim eu fiz.

Lembrei de **Chico Buarque** cantando: *"Você que inventou a tristeza, ora tenha a fineza de desinventar..."*[27]

Minha psiquiatra me falou que eu havia tido uma crise de ansiedade que poderia estar associada à síndrome de Burnout, e que seria interessante me afastar do trabalho por um tempo, um mês pelo menos.

— O que acha? — perguntou ela.

— Não posso me afastar, doutora, foi uma crise isolada, eu amo o meu trabalho, tenho o cargo que sempre sonhei em ter, você pode me medicar e sei que ficarei bem. — Ela concordou com a condição de tomar a medicação, fazer acompanhamento com uma psicóloga e fazer exercícios físicos.

Foi nesta época que a Dra. A.O. entrou na minha vida. De início não gostei muito dela, mas procurar por outra psicóloga daria mais trabalho, então decidi filtrar o que ela dizia, reter o que me interessava e deixar passar o que me incomodava, e ainda bem que insisti, pois ela fez e tem feito um excelente trabalho, ao longo de quase seis anos de relacionamento terapeuta-paciente. Reconheço a minha evolução em diversas áreas da vida, passei a me sentir mais segura comigo mesma, passei a gostar de quem eu sou, identifiquei alguns esquemas e armadilhas mentais, aprendi técnicas de respiração para amenizar as crises de ansiedade, até recebi alta duas vezes, mas tive que voltar a procurá-la, e os dois retornos aconteceram por causa de desafios que enfrentei no banco, meus próximos dois elefantes, *a covid-19 e o Dia triste.* Eu reconheço o resultado de seu trabalho.

Dra. A.O. foge do que chamo de "previsibilidade dos psicólogos", alguns são engessados com a mesma atitude, frases feitas que aprenderam nos cursos de psicologia, fingindo se importar. Ela é diferente. Hoje me sinto muito melhor, mais confiante e confortável comigo mesma. Minha autoestima se elevou a patamares confortáveis, ela me abria os olhos, me mostrava possibilidades e oportunidades, mas a chave do registro da enorme caixa de água estava dentro de mim, as escolhas eram minhas, por mais alertas que tenha recebido. Muito obrigada, Dra. A.O. Já disse que você é maravilhosa?

Também comecei a treinar Krav Magá, chegando até a faixa amarela, e só parei por causa da pandemia de covid-19 e posteriormente por um problema muito sério nos joelhos.

> O Krav Magá é uma técnica de defesa pessoal derivada de habilidades de briga de rua, desenvolvidas por Imi Lichtenfeld como um modo de defender os quarteirões judeus, durante o período de ativismo anti-semita em Bratislava, nos anos 1940. Após sua imigração para Israel, Imi começou a fornecer treinamento para as Forças de Defesa de Israel, desenvolvendo as técnicas que se tornaram conhecidas como Krav Maga. Desde então, ele tem sido aperfeiçoado para ambas aplicações, civis e militares.
>
> A concepção do Krav Magá revela um caminho que permite a qualquer um exercer o direito à vida, mesmo no cenário violento. É a única luta não reconhecida mundialmente como arte marcial. Não há regras ou competições, pois sua técnica visa à legítima defesa em situações de perigo real. Com respostas simples, rápidas e objetivas para situações de violência do dia a dia, mostra ao cidadão comum como se defender, independentemente de condicionamento físico, idade ou sexo. Com origem militar, a sua aplicação nas forças de segurança já foi adotada por corporações do mundo inteiro por sua eficiência em combate.[28]

Os três recursos, medicação, terapia e exercícios físicos (com socos e chutes), me fizeram muito bem.

Depois, sem querer, descobri que o meu instrutor de Krav Magá era um dos meus clientes ainda não "trabalhados" da carteira, isto é, eu não o conhecia apesar de já ter feito contato com ele anteriormente por telefone, não havíamos nos aproximado ainda, o que me gerou um certo desconforto, mas que logo foi superado pelo prazer de treinar e me sentir segura. Acho que todas as pessoas deveriam ter noções de defesa pessoal, deveria ser ensinado nas escolas, nas aulas de educação física, pois aumenta a autoestima, a sensação de segurança, e trata o estresse.

Então a vida seguia acelerada no trabalho, aliviada pelos recursos já citados além da minha prainha nos sábados, e a igreja nos domingos, a vida seguia boa, muito boa.

Veio a pandemia...

Minha chefe mãezona se aposentou pouco antes do início da pandemia, recebemos um novo chefe homem, competente, humano, acessível, que passou rápido, mas com ele produzi bastante, ele tinha a prática de almoçar com os melhores do mês em suas categorias, almoçamos juntos na maioria dos meses, mas ele não premiava somente um, éramos uma equipe de alta performance, com ele e outros colegas almocei nos melhores restaurantes da minha cidade. Certo dia, o vi alterar o tom de voz em uma ligação, do outro lado o superintendente cobrava algo da equipe. Nosso novo chefe, que vai ficar sem nome trocado, retrucava dizendo:

— Minha equipe é excelente, eles estão se esforçando, eu os vejo trabalhando duro, não fale assim dos meus gerentes, não aceito isso!

Qual líder não ganha uma equipe tendo atitudes assim? Fomos conquistados não só pelo estômago, mas pelo estilo de liderança. Ele logo foi promovido, por méritos para superintendente. Após sua passagem pela agência, ele se tornou no meu ranking dos melhores o meu top três.

Com a saída do meu gerente top três, chegou uma nova gerente geral, mais nova que eu, mulher, muito bonita, que poderia inspirar a todas nós, mulheres profissionais. A palavra da moda na época era "**sororidade**", que significa a união e a aliança entre mulheres, baseadas no companheirismo e na empatia, em busca de objetivos em comum. A nova chefe tinha fama de durona, mas eu já havia trabalhado com outros durões antes, e havia me dado bem com todos eles.

Nem todos os chefes e agências pelas quais passei precisaram ser citados neste desabafo. Rapidamente vou citar um que disse que não falava com os funcionários do posto inicial, eu era do posto inicial, ele só falava com os gerentes, bobinho ele, né? Tive um que me tirou das substituições de gerente geral, quando viu que eu não faria coisas que eu não concordava. Um outro que disse na frente de um cliente desconhecido *"Ana Paula,* vou te dar a senha do cofre", e para aliviar a situação eu comentei com o cliente desconhecido "ainda bem que você é do bem, imagina se fosse bandido, mas me sinto segura na sua frente", depois fui ao gerente e falei que ele havia feito errado em falar aquilo na frente de outra pessoa, qualquer que fosse, conhecido ou não, ele reconheceu a falha e se desculpou. Sendo eu filha de delegado e bastante observadora, em uma ocasião descobri alguns sequestradores com identidades falsas circulando entre os clientes, certamente buscando informações sobre os funcionários, e estranhamente o chefe não queria denunciar. Tive um chefe que vendeu um produto errado para uma cliente e em vez de assumir o erro e tentar corrigir, ficava fugindo e só saía quando ela desistia de falar com ele e ia embora. Já passei por assaltos, com balas atiradas contra os vigilantes, esse assalto me trouxe um certo pânico de barulhos mais altos, pessoas falando alto ainda me assustam muito. Mas nada deste parágrafo vai ganhar destaque, vamos falar de *Maria Papão*.

Maria Papão (nome carinhosamente escolhido para o livro) já chegou dizendo que aquela agência era apenas um trampolim para que ela pudesse ser promovida à superintendente. Nossa agência vinha de um histórico de estar entre as melhores do Brasil, mas estranhamente somente os gerentes gerais eram promovidos, os de relacionamento continuavam no mesmo lugar, sem grandes oportunidades de crescimento.

A primeira coisa que senti foi ânimo pela oportunidade de trabalhar com uma mulher que parecia tão inteligente.

Sempre tive a liberdade em todas as agências e com todos os gerentes gerais com quem havia trabalhado até então de sentar-se à mesa, trocar ideias, fazer planos relacionados à carreira, planos sobre como atingir as metas, tirar dúvidas, falar um pouco da família, era um hábito comum para mim. *Maria Papão* já deixou bem claro que aquilo não aconteceria com ela. Sentei-me acho que uma ou duas vezes à mesa com ela e de cara já levei dois foras, nem me lembro quais foram, mas lembro que senti como se tivesse recebido dois "coices" gratuitos, como aqueles que os cavalos dão quando querem afastar alguém.

Eu fazia parte de um grupo de quatro amigas, éramos próximas na época, eu tinha muito carinho por cada uma delas e sei que a recíproca era verdadeira.

Enquanto *Maria Papão* me tratava aos coices, minhas outras três amigas eram convidadas para fazer parte do grupo da chefe, saíam juntas, se encontravam no final de semana para reuniões regadas a um bom papo e cerveja, gostavam das mesmas músicas, e eu fiquei escanteada. A chefe dizia que eu era "muito chique", mas não era em tom de elogio, apenas uma forma de me excluir.

Eu sempre fui diferente mesmo, acho que foi o tipo de educação que recebi. Mesmo com poucos recursos e uma vida simples, meus pais me levavam para assistir às apresentações gratuitas da orquestra sinfônica da nossa cidade. Meu jeito diferente não parecia ser um problema para as minhas amigas. Eu não gosto de palavrões, acho deselegante, estudava francês na época, e já me comunicava muito bem em inglês, havia estudado música clássica, e minha playlist era diferente sim. Não achem que eu era esnobe, ou chata, me dava muito bem com todo mundo, ia às festas, dançava até quando o joelho deixava, fazia passinhos, almoçávamos juntas, saíamos aos sábados para fazer compras nos comércios mais populares, para pegar as "pechinchas", era tão bom ter as minhas amigas por perto.

Mas a aproximação delas com a nova chefe que me escanteava virou uma mágoa, estavam tão animadas e eu só levava "coices", minhas três amigas foram as escolhidas para cair nas graças da chefe, e todo o resto da agência sofria com o jeito pouco inteligente de *Maria Papão* lidar com os subordinados.

Alguns adoeceram durante a gestão dela, um colega saiu com depressão, e eu seguia a minha vida, sem as minhas "amigas", porém entregando a todo custo os resultados esperados, com as metas batidas, eu ia seguindo falando apenas o necessário com a chefe e muitas vezes era interrompida, como se o que eu tinha para falar não fosse importante ou inteligente, eu vivia como no trecho de "Apesar de você", de Chico Buarque, *"Hoje você é quem manda, falou, tá falado, não tem discussão"*[29], até que um dia eu não aguentei mais, sentei à mesa dela, e chorando desta vez de raiva eu disse:

— Agora você vai ter que me ouvir!

Ela logo soltou um "Calma, moça" e me puxou para uma salinha, para que nossa conversa fosse privada. Eu estava disposta a colocar tudo que estava engasgado para fora ali mesmo, mas decidi acompanhá-la para a salinha reservada.

— O que você pensa que está fazendo aqui nesta agência? Olha a forma como você me trata e a forma como você trata os outros funcionários! (Não me referia às três amigas, mas aos outros quase 20 funcionários insatisfeitos com as atitudes da chefe egoísta e durona). Todas as vezes que preciso falar algo com você me sinto desconfortável porque todas as vezes recebo um "fora" seu. — Não usei essa palavra na hora, e continuei: — Olha para você, nova, bonita, inteligente, quase uma superintendente e não sabe lidar com pessoas. Você não me respeita, melhore a sua comunicação.

Ela disse algumas palavras que não me lembro agora, agradeceu o "feedback" e mais algumas palavras, e saímos da sala. Eu saí para enxugar minhas lágrimas sozinha no banheiro, e ela voltou para a sua mesa.

Maria Papão logo foi promovida, e em sua despedida as únicas pessoas a falarem algumas palavras foram elas, as minhas três amigas, e só. Quanto aos outros funcionários, alguns não compareceram e os outros foram só para ter certeza de que ela iria embora mesmo.

Mas antes de ela ir embora nós vivemos uma outra história.

Estávamos eu e ela almoçando, sentadas na única mesa da cozinha da agência, em silêncio, pois não havia diálogo, mesmo daqueles rasos, sobre o clima, ou como o tempo passa rápido; não havia interesse por parte dela, quando um outro colega parou na porta e falou,

— *Maria Papão,* vou para casa, não estou me sentindo bem, acho que peguei covid-19. — O teste do meu colega deu positivo.

Uma semana depois acordei com bastante dor de cabeça, e uma tosse seca, chata. O meu teste também deu positivo para covid-19, as filas eram grandes para a testagem. Como recomendado na época, fiz a quarentena em casa; parecia que iria ser algo leve, os primeiros dias foram os mais difíceis, como os de uma gripe forte, mas depois fui melhorando, perdi o olfato e fazia piadas com isso para deixar o clima mais leve entre os meus filhos, vez em quando recebia uma camiseta com o cheiro típico de um adolescente que passou o dia sem tomar banho, e eu cheirava a camiseta dizendo que estava cheirosa, eu, sem olfato, a camiseta fedorenta e os meninos caíam na risada. No dia de fazer o teste, lembro também que senti fortes dores nas costas na altura do pulmão, estava sozinha no carro, e chorava de dor e uma agonia que não conseguia descrever, mesmo assim, depois pareceu ser uma covid-19 leve, lembro do meu colega falando que se chegasse no décimo dia e não complicasse, não seria grave, e que o décimo dia era realmente importante.

No nono dia de sintomas, estava conversando com uma amiga ao telefone dizendo que já estava me sentindo muito bem, e que no dia seguinte seria o décimo dia, e depois estaria curada. Pois no décimo dia, comecei a sentir um cansaço físico grande, observar a minha oxigenação baixar, e perceber que quando tentava falar não tinha muito fôlego, além do que levantar da cama era cansativo. A médica da teleconsulta decidiu mandar fazer uma tomografia do meu pulmão, e antes mesmo de sair o resultado o técnico em radiologia disse:

— Moça, o seu pulmão não está legal, melhor procurar um hospital agora.

Minha oxigenação de 99, que era o meu normal, já estava em 91, fizemos uma tal de gasometria, gente do céu, esse negócio dói muito, e quando precisei repetir a gasometria no dia seguinte, lembro de me sentir como uma criança tentando negociar com os pais para não tomar o antibiótico, essa era eu chorando e negociando o inegociável com a médica, dizendo:

— Quero isso não! Você não pode me dispensar desse exame?

— Mas é importante para saber o nível de oxigênio no sangue — disse a médica da urgência.

— Mas eu não quero, por favor, doutora, dói muito.

Depois de muita negociação, oração de minha parte, deixei a enfermeira fazer o exame.

— *Ana Paula*, você precisa ser monitorada de perto, a oxigenação está prejudicada, o pulmão está comprometido, D-dímero está alto, vamos precisar te internar.

Por muito pouco não fui direto para a UTI, estava perto do limite. Mistura de sensações, medo de não voltar para casa, medo de não ver mais os meus filhos, medo de fazer meus pais sofrerem.

Na mesma hora mandei mensagem de "Eu amo você" para as pessoas que eu amava. Algumas entenderam e já perguntaram como estava a recuperação da covid-19. Outras mandaram um "eu também", outras uma figurinha.

Segui internada numa solidão, sem receber visitas, recebendo oxigênio, injeções na barriga, terapias para recuperar a capacidade pulmonar, sendo monitorada de perto, e dormindo muito.

Muita gente sabe que a internação por covid-19 é muito solitária, felizmente evolui positivamente, me recuperei rapidamente e recebi alta hospitalar. Aceitar a vontade de Deus é uma honra para mim, eu tinha isso em mente, não tinha medo de morrer, mas tinha medo de fazer os meus filhos sofrerem.

Sei que milhões morreram, mas entender o porquê de eu, justamente eu, ter a chance de sobreviver, quando tantas não tiveram a mesma oportunidade. Apenas aceitei minha segunda chance com muita gratidão no peito.

Enquanto internada eu tive um sonho, sonhei que corria de casa até uma capela da igreja que eu frequentava, aproximadamente oito quilômetros de distância, corria tão rápido e não me cansava, chegando lá na capela encontrei uma amiga muito amada que havia falecido uns três anos antes, eu a amava profundamente, no meu sonho eu via as pessoas vivas e as pessoas já falecidas, todas num mesmo plano, mas as vivas não viam as pessoas mortas, entretanto eu via todos eles. No meu sonho eu reencontrei a minha amiga falecida e o marido vivo dela, ele não a via, mas ela me pediu para dizer que estava sempre ao lado dele e nunca o havia abandonado.

Na capela, durante o meu sonho, eu participei de uma reunião muito importante, e depois voltei correndo sem me cansar para casa. Era a minha segunda chance. Esse sonho foi muito especial para mim.

Ainda não sabia das sequelas temporárias que ganharia com a minha experiência com a covid-19.

Precisei de alguns meses de fisioterapia e psicoterapia para me recuperar, mas, felizmente, hoje vivo sem sequelas físicas da covid-19.

Lembra que te pedi para lembrar do meu colega *Anderson*, que permutou comigo, ele virando *assistente do gerente* no meu lugar? Pois ele também pegou covid-19 no trabalho e infelizmente não resistiu, falecendo alguns dias depois.

Durante o tempo de internação, para *Maria Papão* eu parecia nem existir, nenhuma mensagem de "fique bem" ou "torço para que se recupere", qualquer coisa assim. Ela continuou insensível. Às vezes, penso e quero acreditar que ela recebia notícias minhas por meio das minhas amigas, que me acompanhavam por mensagens, elas foram maravilhosas. Sabe, nunca perguntei se *Maria Papão* perguntava por mim.

Saindo do hospital, passei mais duas semanas em casa, me recuperando, e finalmente voltei ao trabalho; foi quando percebi que minha memória tinha sido bastante prejudicada. Não conseguia me lembrar dos compromissos, das falas das pessoas, confundia os seus nomes, não lembrava de informações recentes, nem o que eu precisava fazer, fiquei usando bombinha daquelas que o asmático usa para recuperar o fôlego, não conseguia subir escadas, falar muito, sintomas que me faziam ter que interromper várias conversas ao meio, pedir licença aos clientes e desligar a ligação por falta de ar. Também tive uma forte queda de cabelo, uma queda no meu cognitivo, comecei a perceber que muitas vezes não conseguia compreender o que as pessoas falavam, isso requeria muita concentração e um pouco de adivinhação. Me peguei pensando "O que será que ela está dizendo?" E ia fazendo perguntas para tentar entender o que o cliente queria, assim fui disfarçando as sequelas, mas como resultado disso tive uma grande queda na produtividade e pela primeira vez em quase dez anos de gerência, não havia conseguido entregar as metas do mês. Até entender que aqueles sintomas eram efeitos colaterais da covid-19, me senti extremamente incompetente.

Teve até uma situação, em que eu estava no trabalho, ao lado de um colega que estava ocupado em uma ligação, e o celular dele tocou, ele me pediu para atender, pois era uma chamada de outra colega da mesma agência.

Eu atendi e anotei o recado. "*Marlene* falou algo sobre um consórcio, e o resto não entendi bem".

— Como assim? — ele retrucou. — Vou ligar para a *Marlene*.

Foi quando ouvi uma gargalhada:

— *Ana Paula*, ela não falou nada sobre consórcio, e sim sobre o seguro de vida do cliente que eu tinha pedido a ela para pesquisar.

De onde eu tinha tirado aquela história do consórcio? Ai, covid-19, não bastava ter tentado me matar, ainda me deixou "boba"?

Como não havia entregado o resultado naquele mês, *Maria Papão* me chamou na mesa dela e disse:

— *Ana Paula*, o mês passado você estava doente, internada no hospital e tudo bem, não entregou a meta, mas este mês você já voltou a trabalhar e mais uma vez não entregou a meta, vou ter que anotar negativamente sobre o seu desempenho, o banco precisa que as metas sejam entregues, e como você não está conseguindo, tem muita gente querendo o seu lugar.

Eita, como me senti injustiçada, eu havia contraído o vírus no trabalho, com certeza, pois ninguém mais na minha família havia ficado doente, haviam sequelas no equilíbrio, no fôlego, no cognitivo e na memória, e por não conseguir entregar o mês que estive internada e o mês seguinte cheia de sequelas, estava sendo ameaçada a perder a minha comissão de gerente que me era tão preciosa e cara.

Queria te dizer, *Maria Papão,* que você representa um elefante, dos quais eu tive que engolir, e esse se juntou aos outros elefantes, o chefe bêbado ladrão, o superintende sumido, e agora você, *Maria Papão*. Não seja bem-vinda ao meu estômago cheio de coisas mal resolvidas.

Para você, *Maria Papão*, eu colocaria uma música bem desafinada, mas como a playlist deste livro está ficando linda, vamos de Chico Buarque, "Apesar de você":

"Apesar de você amanhã há de ser outro dia, você vai ter que ver a manhã renascer e esbanjar poesia."[29]

"Já viram em algum filme ou novela algo parecido? Quando um personagem sob forte tensão sente que tudo ao redor fica distorcido, o personagem não entende o que é falado, vê tudo em câmera lenta e aquele momento parece infinito? Foi como me senti."

Capítulo 9

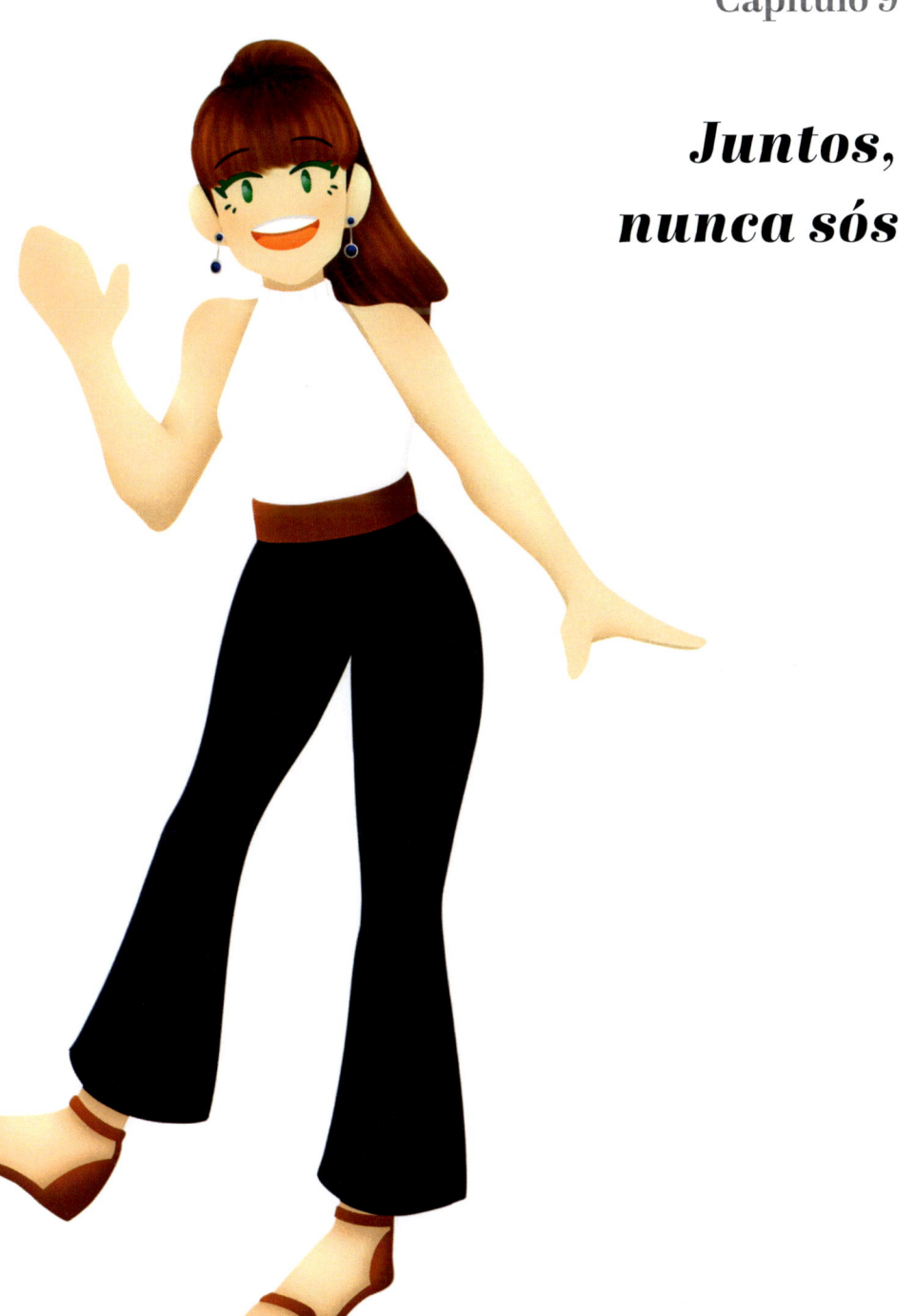

Juntos, nunca sós

Maria Papão, minha chefe durona, foi promovida como planejado por ela, para o meu alívio. Por dois motivos fiquei sinceramente feliz pela promoção dela. O primeiro motivo foi que ela iria trabalhar longe de mim, mesmo sabendo que o mundo gira e que nós poderíamos nos cruzar novamente, mas o segundo motivo e mais importante foi que ela ficou feliz com a promoção, e eu acredito que pessoas felizes não perdem tempo fazendo o mal aos outros, somente os infelizes investem seu tempo fazendo o outro sofrer.

Só queria que ela lembrasse do que eu falei, que ela precisava melhorar sua forma de tratar seus subordinados. Sempre que falo e penso nela, dá até um arrepio daqueles ruins, como quem lembra de uma comida que deu uma dor de barriga daquelas.

Com a saída de *Maria Papão*, viria uma nova gerente, mulher e mais nova que eu novamente. Posso dizer com toda a sinceridade que, no dia da posse de *Ana Luz*, minhas pernas tremiam como "varas verdes", estava tão nervosa que o coração parecia que iria sair pela boca, a mão tremia e eu apertava uma contra a outra para tentar esconder o nervosismo, não tinha mais o grupo de amigas, apesar de tê-las individualmente, não me sentia mais confortável com elas juntas e elas estavam juntas, então encarei o nervosismo sozinha, com o medo da história se repetir.

Ana Luz também era muito inteligente e bem referida, porém eu estava bastante traumatizada com essas meninas prodígios que crescem muito rápido e se tornam líderes muito novas. A tomar pela experiência anterior, não tinham amadurecimento emocional.

Para minha sorte e alegria, *Ana Luz* era uma chefe incrível, aberta a conversas e ideias, prestativa, confiava nos funcionários, sua presença era luz, como o codinome que escolhi para ela. Queria eu poder citar o seu nome verdadeiro, para que todos soubessem o bem que ela me fez, não só a mim, mas para uma equipe que havia sido oprimida e castigada pela liderança da *Maria Papão*.

Ela me apresentou essa música de Francisco, el Hombre e Luê: "Juntos Nunca Sós" *"Juntos, nunca sós, nós cuida de nós, Juntos mesmo a sós, Pra cuidar do outro após!"*[30]

Ana Luz foi uma líder que nos ajudava em tudo o que podia para que as metas fossem batidas, mesmo que elas continuassem a se multiplicar exponencialmente. Vivemos dias, meses, um ano muito feliz ao lado dela.

Eu costumo dizer que ela curou muita coisa ruim que estava machucada dentro de mim e de muitos na agência, a minha vontade era de correr para abraçá-la todas as vezes que a via, tamanha era a minha gratidão pela oportunidade de trabalhar e aprender com ela. Maravilhosa, *Ana Luz* também foi promovida, e na minha despedida, pois eu deixei a agência antes dela, eu falei que desejava que o banco pudesse reconhecer as boas práticas de liderança, que sentia a minha vida abençoada pela oportunidade de ter trabalhado com ela, e desejei que ela continuasse a crescer nesse banco tão grande para que pudesse assim continuar a abençoar a vida de mais pessoas com seu estilo de liderança, como abençoou a minha vida.

Chefe, eu sei que, se você chegar a ler este livro, você vai se reconhecer na minha história, por causa dessa música, mas não conta a ninguém quem eu sou, por favor, me deixa apenas viver minha vida simples e anônima, e aproveita para se deliciar com a sensação de ter feito muito bem a alguém. Obrigada por tudo, no meu ranking dos melhores chefes, você é a top um por causa da cura de vários arranhões. Amo você!

Vamos de Francisco, el Hombre e Luê, "Juntos Nunca Sós".

"Pessoas felizes não perdem tempo fazendo o mal aos outros, somente os infelizes investem o seu tempo fazendo o outro sofrer."

Capítulo 10

Uma metrópole

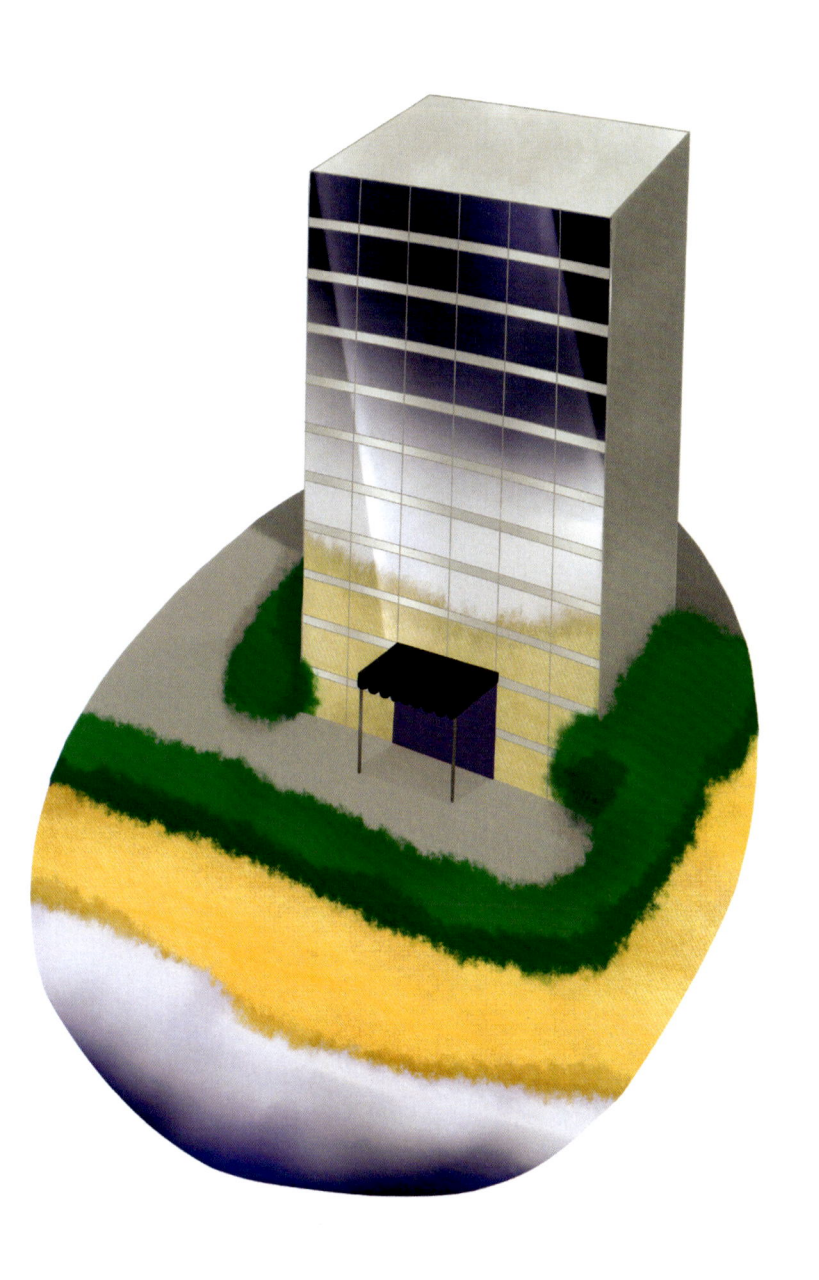

Apesar de *Ana Luz* ter me feito tanto bem, a agência alta renda para mim havia se tornado um ambiente tóxico, cheio de gatilhos, não me sentia mais bem lá, eu não me sentia bem entre as minhas amigas, não fazia mais parte do grupo, apesar de o carinho ter permanecido por cada uma delas individualmente, do grupo eu não queria mais saber.

Sabia que um dia fui convidada a dividir uma joia de presente de aniversário para uma delas, mas não fui convidada para a festa? Eu não bebo álcool, e isso era cultuado por lá, nunca entendi por que era importante para eles que eu bebesse, eu não queria entrar nessa, já tinha o ansiolítico para me aliviar. Gosto dos colegas de lá individualmente, cada um deles tem um lugar especial, mas eu precisava me afastar.

Nessa época meu marido havia deixado o seu emprego, e com o meu total apoio começou a empreender, estava trabalhando muito, e dedicando muito do seu tempo e dos nossos recursos à nova empresa, que estava crescendo e reconhecíamos um bom potencial. Havia um pequeno problema, a empresa ficava numa grande cidade, uma das maiores do Brasil, na época já tínhamos três filhos, e eu os criava praticamente sozinha, criança adoece, tem as tarefas escolares, precisa ser alimentada e todas essas coisas que todos os pais sabem que precisamos fazer e fazemos por amor.

Meu marido normalmente voltava para casa no sábado à tarde muito cansado, passava o domingo com a família, e já voltava para a grande metrópole na segunda de manhã bem cedinho.

"Espera ai, sou mãe solo, mesmo casada? O pai dos meus filhos é maravilhoso, me ama, eu o amo, ele está vivo, essa distância não está nos fazendo bem, precisamos reunir essa família novamente."

Mas não era uma decisão fácil, desenterrar as minhas raízes que estão entrelaçadas com as raízes dos meus pais, irmãos, tios, família gigante e unida como uma "corda de caranguejo", a típica família brasileira que só anda junto, se ama muito e se reúne todos os domingos para fazer barulho com muitas conversas paralelas, regadas a cachorro-quente, macarrão ou sanduíches de queijo.

Além disso, eu vivia em uma cidade com alta qualidade de vida, baixo custo, segura e calma, destino dos turistas que querem descansar e desfrutar das belezas naturais. Eu iria trocar essa cidade maravilhosa onde posso encontrar quase toda a minha árvore genealógica por uma metrópole, com custo de vida alto, um dos piores trânsitos do Brasil e uma cultura um tanto diferente da minha?

"Andar com fé eu vou, que a fé não costuma faiá"[31]

Para o bem-estar de nossa família e para voltar a viver com meu marido, que também não estava feliz longe de casa, vivendo em quartos de hotéis e se alimentando mal, decidimos nos mudar para a grande metrópole.

Quando eu dizia para as pessoas que eu me mudaria para a *Metrópoles*, todos perguntavam:

— O que você vai fazer por lá, menina?

Como se não fosse uma troca inteligente, e realmente não era se analisássemos a situação superficialmente, sem os pormenores da situação.

Hoje eu posso dizer com a maior sinceridade que eu amo a *Metrópoles*, eu amo a cultura de *Metrópoles*, as pessoas são incríveis, o trânsito é péssimo de verdade, o custo de vida é alto de verdade também, moro num apartamento pequeno, mas estou feliz por reunir novamente a nossa família, dormir cheirando meu maridinho que ronca de uma forma apaixonante, e dividir com ele as responsabilidades que são nossas, nossos três filhos e nosso cachorrinho.

Aqui em *Metrópoles* passei a trabalhar no prédio central, com a vista mais bonita que já tive a oportunidade de ter, o prédio todo pertence ao banco, e fica num lugar lindo. Eu sentia tanta alegria diariamente, ao entrar naquele prédio, ganhei uma nova carteira de clientes alta renda, muito desafiadora, cheia de clientes magoados com a instituição, mas eu era boa em conquistar pessoas e reconquistar a confiança delas para a instituição, pelo simples fato de querer fazer o certo, com responsabilidade, e estar disponível para o possível, sempre! Então a carteira desafiadora com metas exponencialmente crescentes era um obstáculo e não me tirava o sono, mas vez em quando me dava pesadelo.

O clima organizacional era excelente, meus novos colegas foram bastante receptivos, e meu novo chefe era bacana, um pouco controverso, mas adorava nos alimentar, engordei uns oito quilos por culpa dele, ele entendia que um funcionário bem alimentado trabalhava mais feliz; e assim continuei a fazer aquilo que eu sabia fazer, bater metas, conquistar clientes e ser feliz. Segui radiante, com a nova cidade que já havia me conquistado, era muito bom levantar todos os dias e sair para trabalhar e voltar para casa e estar reunida com a minha família.

Tinha novos amigos, tanto na igreja que eu passei a frequentar com tanto amor, quanto no trabalho. Sorria, comia, trabalhava, conhecia como turista os pontos turísticos da nova cidade.

Já sentia incômodos no meu estômago, o peso de toneladas, mas os gatilhos estavam longe da minha vista.

Muitas vezes, em minha cidade natal, eu dizia que não aguentava mais o ritmo do meu trabalho, mas não queria parar, e quando queria, meu marido me incentivava a permanecer, pois sabia que eu amava aquilo.

A fé na mudança de vida, a fé de que tudo iria dar certo, desenterrar as raízes para andar por aí, *"Certo ou errado até, a fé vai onde quer que eu vá"*[32]

Vamos de Gilberto Gil, "Andar com fé".

"Vamos abraçar o futuro com fé."

(Russell M Nelson)

Capítulo 11

Um dia triste

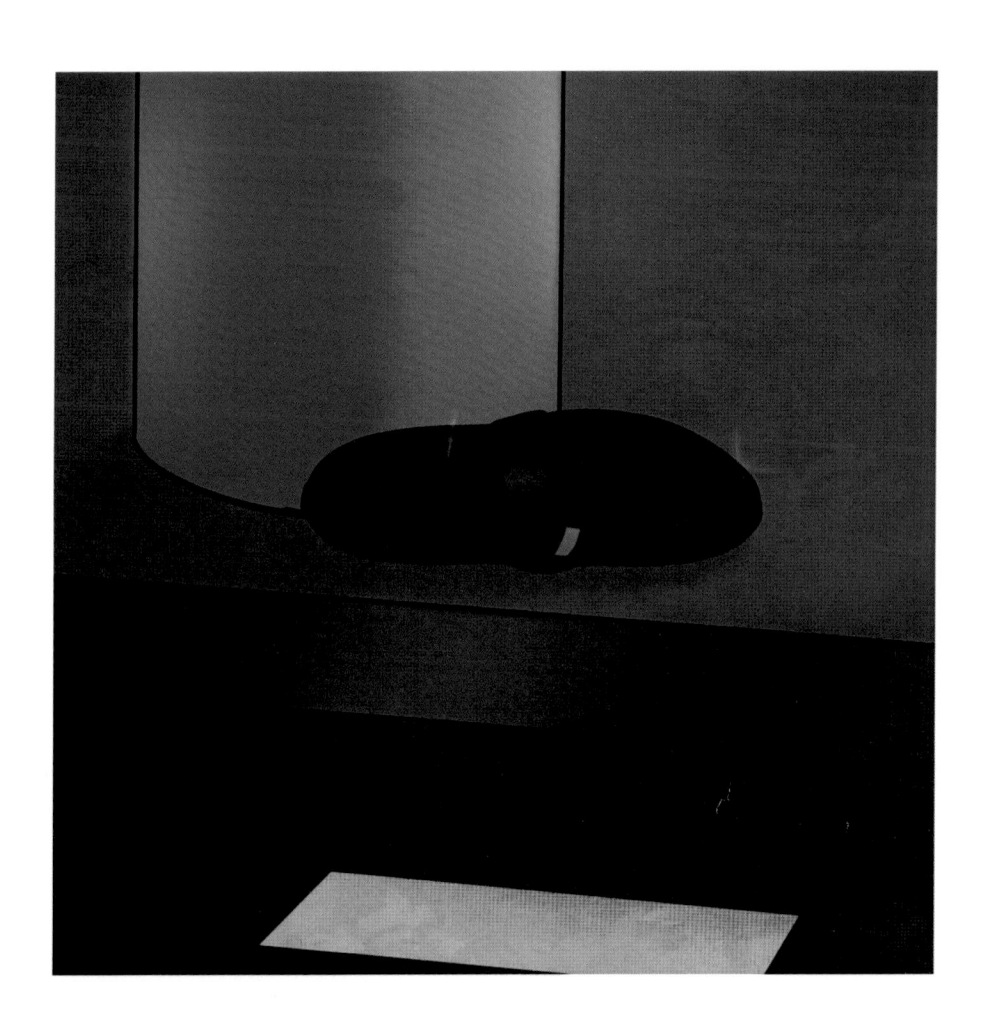

O dia começou como de costume, me arrumei para trabalhar lembrando que iria para um lugar diferente, estava em *Metrópoles*, com meu marido e nossos filhos. Trabalhava num prédio com a vista mais bonita da cidade, ponto turístico, um ambiente produtivo, muita gente junta com o mesmo propósito.

Claro que as metas incomodavam, e muito por sinal, já sentia os bocejos incompletos e tinham os pesadelos à noite.

Certa vez, sonhei que tinha todo o dinheiro do banco em meu guarda-roupas, mas eu não o tinha roubado, eu estava responsável pela segurança do dinheiro, eu tinha uma arma na mão, e como meu pai era delegado eu sabia que era uma arma calibre 38 com seis balas, e ao redor vários ladrões tentando invadir a minha casa, onde estavam os meus filhos e o dinheiro do banco. Foi muito agonizante, tive bastante medo, mas ufa! Foi apenas mais um pesadelo. Já sonhei que para chegar ao trabalho tinha que ir pulando sobre a cabeça de jacarés que estavam em um pântano, e ainda tinha que chegar arrumada para atender aos clientes.

Sonhava essas coisas malucas sem nem me entorpecer, imagina se o fizesse?

Eu precisava da segurança do meu salário, nossa empresa estava crescendo, mas ainda não era suficiente para todos os nossos gastos, eu tinha que aguentar um pouco mais. Nunca pensei em deixar o banco, mas se eu pudesse trabalhar menos, ter menos responsabilidades, desacelerar um pouco, talvez deixar a gerência por um tempo para me tratar, pois já estava consciente do adoecimento devido ao estresse vivido no trabalho, faltava só perder a memória como meu pai.

Como parar com esse incômodo? Assim, o primeiro pensamento perigoso chegou sem cerimônia ou convite. "Se esse elevador caísse comigo dentro, pelo menos eu não teria que ir trabalhar". Logo reconheci o perigo que esse pensamento representava, apesar de que em plena consciência nunca faria algo para me machucar fisicamente, bastavam os machucados mentais aos quais vinha me impondo por causa dos desafios e pressões no trabalho.

Senti o estranho prazer de arranhar a mão, sem querer, de repente, já tinham cinco arranhões na mão esquerda, e tirar a casquinha da ferida dava prazer, ficaram discretas cicatrizes.

O dia começou normal para mim, trabalhei toda a manhã pensando em como poderia cumprir com as minhas responsabilidades no banco, saí para almoçar com dois amigos, almoçamos como de costume, e, na volta, percebemos que a área ao redor do prédio estava interditada para os pedestres; na minha frente, na calçada eu vi um único pé de um sapato preto social novo. "O que está acontecendo aqui?", pensei. Entramos pela entrada exclusiva para funcionários, e quando chegamos em nosso andar, entendi tudo o que havia acontecido.

Infelizmente um colega que havia sido forte por tanto tempo não aguentou mais, e sua dor o incomodou a ponto de decidir dar um fim nela se jogando do décimo andar de nosso prédio, caindo sobre o mezanino que era a vista da nossa janela.

Naquele dia e durante quatro horas, que foi o tempo que o órgão responsável levou para recolher o seu corpo machucado de todas as formas, aquela foi a vista do nosso andar.

Eu entendo que uma pessoa raramente decida em sã consciência colocar fim à própria vida, na maioria das vezes, a decisão é a de pôr fim a uma dor e um sofrimento que se tornou insuportável.

Se olhássemos pela janela, em menos de dois metros de distância, nosso colega estava lá, "quarando" ao sol do meio-dia, e ao lado dele, o outro pé do sapato preto social novo. Depois de umas duas horas o cobriram com uma coberta prateada parecendo um papel alumínio, que parecia o cozinhar sob o sol escaldante do verão, mas que não apagava da memória o corpo descoberto, com as roupas rasgadas pelo impacto.

Se fossemos pegar o elevador, ele estava lá ao lado, deitado numa posição desconfortável no mezanino. Ele tinha esposa e filhos pequenos, era querido pelos colegas de trabalho, tinha casa, um bom emprego, investimentos, mas sentia a pressão de algo que não podia mais suportar.

Todos nós, os funcionários do prédio, sentimos muito aquele triste fim, muitos ouviram o estrondo do impacto da matéria humana encontrando o chão de concreto.

Eu senti mais uma vez um choque de adrenalina percorrendo todas as partes do meu corpo. Se há motivos para alguém fazer isso? Uma dor insuportável, talvez a falta de esperança na resolução do problema. Mas acredito sinceramente que não há consciência perfeita no último segundo.

Todos os funcionários do andar foram reunidos, em uma reunião extraordinária e improvisada, e fomos obrigados a ouvir algo que para mim foi uma das coisas mais difíceis que eu já ouvi. Três administradores haviam recebido a orientação do superintendente que trabalhava no décimo andar, o mesmo do qual o colega havia se jogado, mas que estava viajando naquele dia.

— Olha, pessoal, sei que muitos de vocês estão abalados com o acontecido, e se não tiverem se sentindo bem, podem ir para casa agora, mas aqueles que sentirem que conseguem, podem continuar a trabalhar normalmente.

Eu ouvi aquilo com um enorme horror! Como assim, continuar a trabalhar? E o colega da vista da janela, no mezanino?

Eu fiquei até o horário em que o Instituto de Medicina Legal levou o corpo do nosso colega de trabalho, e por algum tempo eu me perguntei por que eu não fui embora logo que pude, e sentia a necessidade de vez em quando ir olhar a vista da janela, eu não consegui mais trabalhar naquele dia, mas também não conseguia ir embora.

Me estranhei naquele dia, logo eu, que não gostava de ver ninguém se machucando. Sabe aqueles vídeos "engraçados" da internet de pessoas caindo e se machucando? Não eram engraçados para mim. Já passei pela estrada onde havia pessoas acidentadas, mas sempre virava o rosto para não ver a cena. Eu havia me comportado de uma forma diferente naquele dia.

Depois de algumas sessões de terapia já na *Casa das Flores*, compreendi que não era curiosidade todas as vezes que olhei para o corpo naquele dia, mas inconscientemente sentia algo como uma necessidade de proteger e velar aquele colega que estava mal acomodado sob o sol quente, sobre o mezanino; tinha medo de que algum pássaro viesse bicá-lo, parecia que o banco não se importava com aquela vista.

Foi um dia muito triste, um dia feio, um dia que desejei nunca ter vivido.

No outro dia, recebemos a visita dos psicólogos do banco:

— Viemos aqui para dizer que se precisarem de apoio estaremos no décimo andar.

O andar do superintendente sem coração, o mesmo andar do último salto do colega. Foi nesse momento que percebi que eu estava em choque, pois ao abrir a boca para falar que não iria ao décimo andar para procurar uma psicóloga e dizer na frente do chefe que eu estava mal com o acontecido, eu não consegui me expressar e chorei, um choro do tipo que se faz caretas, saliva que cai numa gota em câmera lenta. Realmente fui forte no dia anterior, mas depois não conseguia lidar com aquilo.

As psicólogas desceram para o nosso andar, mas claro que um dia de conversa não desfaz um trauma desses. Voltei a procurar a Dra. A.O. para me ajudar a superar esse novo trauma.

Fizemos uma homenagem na frente do prédio, com flores e canções de paz, discursos sobre saúde mental e sobre estarmos disponíveis uns para os outros, essa homenagem não durou mais que uma hora, no máximo duas, e voltamos todos a trabalhar, revestidos pelo disfarce do "estou bem".

O que sei é que barulhos maiores causavam sustos, uma porta que batia, uma cadeira que caía, qualquer barulho maior causava um desconforto que levava à lembrança daquele dia triste.

O dia triste poderia ter sido diferente sim, alguém poderia ter se incomodado com o silêncio do colega, ele poderia ter pedido ajuda, e se mesmo tudo isso aconteceu sem mudar o fim da sua história, o discurso do superintendente entregue por seus portadores poderia ter sido diferente. Eu esperava ouvir naquela reunião improvisada, extraordinária e desastrosa:

— O colega que faleceu agora era muito importante para nós, como funcionário dessa instituição que valoriza vidas, eu sei que o que aconteceu mexeu com todos nós, vamos paralisar o expediente por hoje, vão para suas casas, procurem seus amigos, familiares, não fiquem sozinhos, vocês são importantes demais para perdermos mais alguém. Se cuidem, nos vemos amanhã e conversaremos com os psicólogos, eles vão nos ajudar.

Eu tenho certeza de que a instituição em si, se pudesse pensar, pensaria assim como eu esperava que fosse no meu discurso imaginário. Mas estávamos sendo liderados por pessoas que batem metas e pessoas que batem metas não podem perder um minuto.

De que adianta andar com uma fita amarela fixada na roupa, lembrando que setembro é o mês de prevenção ao suicídio, se não olhamos nos olhos do colega ao lado, se não perguntamos "Como você está?", esperando uma resposta sincera.

E para não dizer que todos os superintendentes dessa instituição são despreparados para lidar com pessoas, eu conheci dois maravilhosos, que olhavam nos olhos dos funcionários e viam pessoas. Um deles me conquistou de uma forma bem simples.

Em uma reunião que participei, na hora do coffee break, ou seja, na hora da pausa com lanchinho, ele chegou perto de mim e perguntou:

— Oi, *Ana Paula*, como você está?

Isso foi bem antes de eu ter um estômago interditado, e eu querendo ser "a executiva", comecei a responder que estava bem, que a carteira estava em excelente colocação no estado, que eu tinha objetivos muito claros dentro da empresa, e logo fui interrompida,

— Não, *Ana Paula*, disso tudo eu já sei, quero saber como está a sua família, como estão os seus filhos, e o seu marido, tudo bem com eles e com você?

Eu emudeci na hora, como assim, ele se importava comigo? Eu passei a me importar com ele de uma forma diferente, todas as vezes que fazia bons negócios, imaginava meu superintendente feliz com o meu desempenho, eu queria que ele fosse feliz, eu passei a fazer negócios para a satisfação do meu cliente, para a minha satisfação e também para que meu superintendente estivesse bem.

Para este capítulo eu faria um minuto de silêncio em homenagem ao colega falecido, mas acho que o silêncio não é a melhor forma para homenageá-lo, pois a depressão e seus efeitos devastadores devem ser conversados abertamente. É uma doença real e por vezes invisível, e meu sonho é do dia que ela deixe de ser um tabu e seja tratada com a mesma naturalidade com a qual se tratam as doenças físicas.

E se não houvessem mais pessoas se atirando do oitavo ou do décimo andar?

E se elas se atirassem umas sobre as outras como naquela dinâmica da confiança muito praticada entre as crianças como uma brincadeira, mas que tem um significado muito profundo, quando você fecha os olhos e deixa seu corpo cair para trás confiando que seu amigo vai segurá-lo, com a confiança de que você não vai se machucar? *"É o que devemos fazer, não temos que ter medo"*[33]

E se nossos olhos se cruzassem com sinceridade e conseguíssemos enxergar verdadeiramente o que está por dentro?

Seria como um sonho maravilhoso.

Kid Abelha canta: "Eu tive um sonho".

"Não deixe de cruzar o seu olhar com o meu, eu vou jogar meu corpo em cima do seu."[34]

Capítulo 12

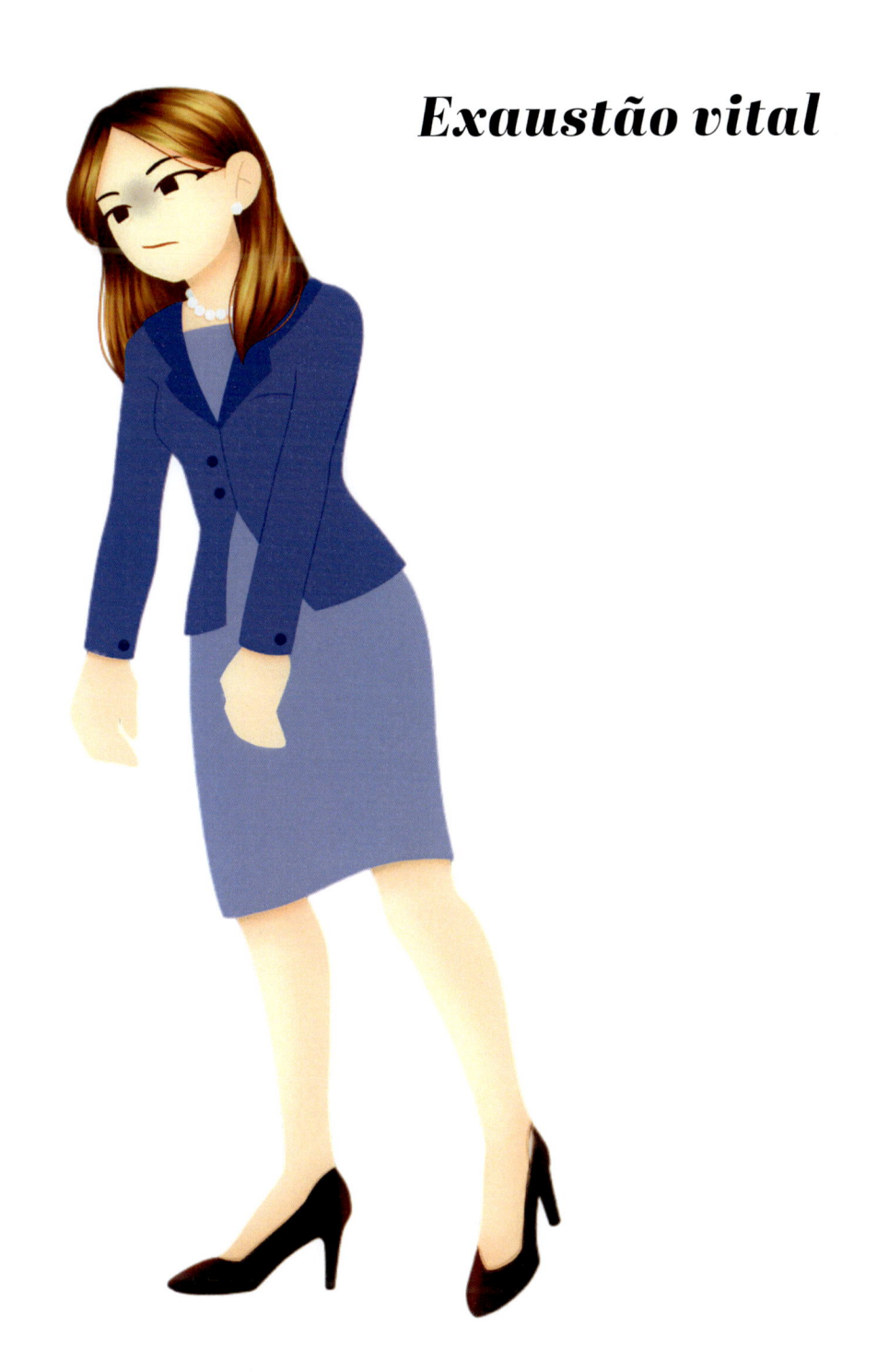

Exaustão vital

O prédio bonito ficou feio, as alegrias diárias se transformaram em choro debaixo do chuveiro, náuseas matinais, coração acelerado, pressão alta, coisa que nunca tive, e a angústia que não parava nem aos sábados mais, passou a ser de segunda a segunda, sem descanso no fim de semana.

Eu estava exausta, pior que isso, estava tendo consecutivas crises de ansiedade e agora uma depressão, que estava ligada à minha infelicidade no ambiente de trabalho.

Falava constantemente ao meu marido: "Eu não consigo mais", "Eu não aguento mais", e ele com a lembrança do grande amor e grande alegria que eu senti no passado respondia: "Você aguenta", "É só uma fase", "Eu já ouvi você falar isso antes", e eu realmente já havia falado assim antes e tinha voltado a ficar bem, mas dessa vez era diferente, era mais forte e mais intenso.

A sensação de ser incapaz de pegar o telefone e fazer uma ligação, o nervosismo ao receber uma mensagem de cliente no celular do trabalho, me sentir incompetente. Todas essas eram sensações novas.

Eu soube que estava ficando perigoso quando me peguei no banheiro do trabalho, com a luz apagada, planejando como eu poderia fugir daquele lugar, quando na realidade seria muito fácil pegar a bolsa e sair andando.

A sensação de decepção que veio quando descobri que os nódulos de mama que eu estava investigando, em nenhuma das quatro biopsias que havia feito no mesmo mês, haviam dado positivo para câncer. Não eram câncer. Quem em sã consciência quer ter câncer? Peço perdão por todos esses pensamentos, peço perdão a todos os que enfrentam essa doença desafiadora, sinto muito por ter achado que seria mais fácil, eu sei que não seria, eu só queria fugir. Eu só achava que seria um CID mais justificável para sair em licença-saúde, pois tinha enorme vergonha do que estava acontecendo comigo.

Os colegas se entreolhavam e comentavam baixinho "A *Ana Paula* não está bem", dava pra ver na minha respiração, no desânimo, na apatia.

Parece muito fácil, deixar isso tudo de lado quando você vê de fora, "Seja forte", "Seja grata", eu estava há mais de 21 anos no mesmo ofício, fazendo praticamente as mesmas coisas que sempre amei fazer, e a sensação era a de que não saberia fazer mais nada diferente do que aquilo que eu sempre fiz, e que agora nem isso eu conseguia mais fazer.

Para fugir das cobranças eu poderia abrir mão da minha posição de gerente, mas esse dinheiro pagava a escola dos meus filhos e era parte importante da nossa renda familiar, "Se eu morrer, pelo menos eles ficariam com a pensão e poderiam continuar a estudar", mais um pensamento perigoso reconheci.

Já tinha pensado na queda do elevador comigo dentro, no câncer como solução para os meus problemas, nos planos de fuga, havia pensado em deixar a pensão para os meus filhos. Para onde isso vai me levar? Preciso ser forte, mas acho que estou perdendo o controle.

Obviamente que meu desempenho caiu drasticamente, e eu que sempre gostei de estar entre os melhores, estava entre os piores do Brasil, e isso aumentava ainda mais minha angústia.

Tinha na época uma chefe incrível, nada do que sentia até então era culpa dela. Todos os elefantes engolidos foram encomendas entregues por outros administradores, dela não havia recebido nem uma mosca sequer, até **o telefone não tocar**. Mas ela precisava cumprir com o seu papel, reuniu os gerentes com baixo desempenho naquele semestre e falou: "Estamos correndo o risco de como agência não recebermos nossa premiação de participação nos lucros da empresa, precisamos que vocês entreguem as metas da carteira".

Se eu já vinha me sentindo o "cocô do pombo", agora me "sentia o cocô do pombo que caía no sorvete da criança", não bastava valer nada, ainda estava atrapalhando os colegas inocentes na história, que deixariam de receber uma importante premiação financeira por minha causa.

— *Ana Paula*, eu tenho esse número para entregar, e sei que você tem se esforçado. Com quanto você pode me ajudar? Qualquer valor! Me diz alguma coisa.

E eu simplesmente não conseguia dizer um número, e me angustiava a sensação de estar atrapalhando o desempenho da agência.

— Chefe, eu não consigo te dizer nada, nenhum número. Não conseguia dizer por sentir que não conseguiria entregar, e continuei:

— Só sei que estou tentando sobreviver ao hoje — respondi.

Confesso que a fé que tenho em meu Deus, a esperança de uma vida após essa passagem pela mortalidade e o amor pela minha família foram essenciais para que as coisas não piorassem.

"Dessa vez, preciso me afastar para tratar da minha saúde mental, quem sabe um mês de descanso me traga de volta para o jogo", pensei eu.

— Eu te espero o quanto precisar — disse minha chefe querida.

Saí de licença-saúde por um mês, juntei com as férias de 20 dias e voltei a trabalhar, não houve milagre. Não dá para digerir certas coisas e desarmar tantos gatilhos em tão pouco tempo, só a medicação e uma sessão semanal de terapia não fazem milagres. Voltei e "trabalhei" por mais duas semanas, foi quando na segunda semana se tornou insuportável, não adiantou ficar na salinha escondida, e por causa de um "mosquito", isto é, uma situação simples, que eu teria tirado "de letra" se estivesse saudável, por causa disso, levantei e escondendo o rosto das outras pessoas, conseguir deixar o meu celular do trabalho com minha chefe e dizer:

— Desculpe mil vezes, mas eu não consigo.

Ninguém pede desculpas porque pegou um resfriado, mas eu senti a necessidade de pedir desculpas, pois tinha sido fortemente capturada pela depressão.

Saí usando óculos escuros para esconder o choro, sem dizer tchau. Com a sensação gigante de incompetência, misturada com uma vergonha e a vontade de fugir para nunca mais voltar.

"Que a minha estrada é longa, e eu vou partir, partir para o amanhã [...] como se o mundo não se acabasse"[35]

Dessa vez a minha vida corria perigo, não por um quase câncer ou pressão alta, ou os batimentos sempre acima dos 120 Bpm, mas tinha sido capturada pela depressão como efeito colateral grave da síndrome de Burnout.

Procurei um psiquiatra, fui medicada, mas isso não resolveu os problemas, foi quando entrou a *Casa Das Flores* em minha vida.

Fui encaminhada ao tratamento no regime de hospital-dia, e lá com urgência, buscar a cura, o mais rápido possível, para voltar para o lugar de onde saí quase que fugida, eu tinha urgência em voltar a ser quem um dia já fui, mas esse não seria um caminho tão curto.

Vamos de Raissa Durand, "Me deixa lembrar".

"— Só sei que estou tentando sobreviver ao hoje — respondi."

Capitulo 13

Casa das Flores

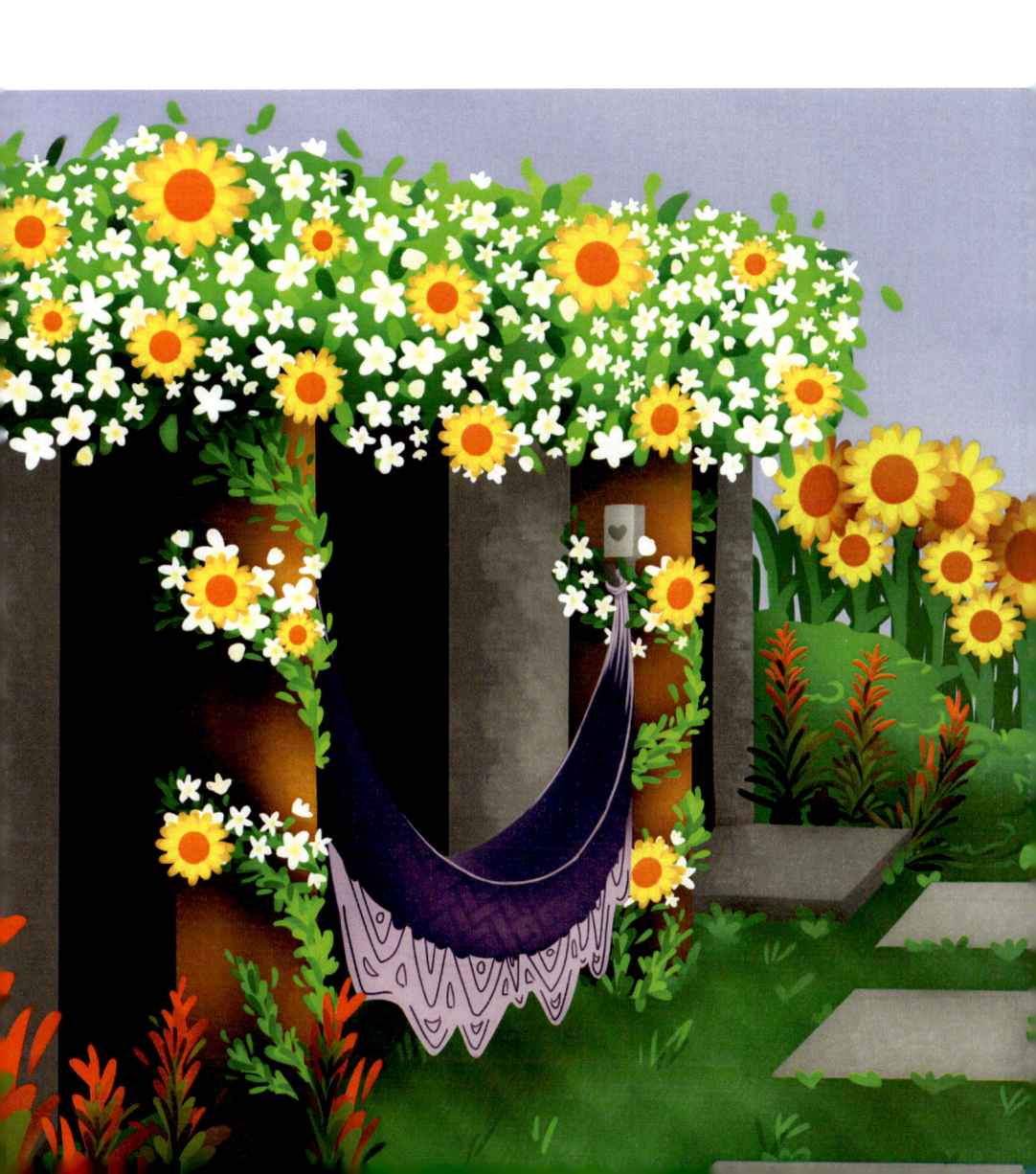

Dessa vez, como a situação já estava mais perigosa, fui encaminhada pelo meu psiquiatra e psicóloga para tratamento mais intensivo, em sistema de hospital-dia, isto é, diariamente eu levantava e me arrumava, mas em vez de ir trabalhar, eu me dirigia ao *Hospital da Casa das Flores*, e lá participava de forma intensiva das terapias, numa urgência minha, para ficar boa logo e poder voltar a ser quem eu era; mas nem imaginava que lá na *"Casa das Flores"*, o tempo corre em seu próprio ritmo.

"Eu finjo ter Paciência"[36]

"Sem pressa, inspira, expira, se desliga dos sons lá de fora, concentra no seu corpo, se vier um pensamento à mente, deixe-o passar como uma nuvem, não brigue com ele, apenas deixe-o passar, sinta seu abdômen se movimentando cada vez que você inspirar, sinta seus pés no chão". Tudo isso com uma música lenta, meio que esotérica, e a primeira sensação era muito estranha, "Eu que sempre vivi com pressa, agora tinha que parar para respirar". Como dizia uma amiga:

— Eu mal dormia, já tinha que acordar.

Foi muito estranho, mas às coisas boas nos acostumamos rapidamente.

Meu pensamento que tentei afastar como quem abana uma mosca que vai e volta: "é estranho parar para respirar, não tenho tempo para isso", não tinha tempo, agora tenho que ter tempo, pois tenho pressa, para ficar boa logo. "Concentra". E a respiração consciente tem sido minha companheira na Casa das Flores, nos primeiros 15 a 20 minutos de todos os dias de tratamento.

— Como vocês estão chegando hoje? — perguntou o terapeuta.

— Estou me sentindo ansiosa — respondi no primeiro dia.

— Seja bem-vinda, *Ana Paula* — recebi de todos da turma.

Uma das terapias consiste em consciência corporal, movimentos criativos misturados a falas, músicas, danças, acredito que para nos fazer de forma subconsciente soltar as nossas dores e relaxar nosso corpo. "Como isso vai me fazer bem?", pensei.

"Dobre este papel em três partes, na primeira parte desenhe ou escreva o motivo que te trouxe aqui, na segunda parte desenhe o que este motivo causa no teu corpo, e na terceira parte o seu lugar de paz, e o que te faz bem", e lá fui eu usar todo o talento que não tenho para desenhos.

"Agora fale para o seu colega ao lado o que você desenhou, converse com ele". É claro que eu não consegui falar uma palavra, o desenho segue a seguir, mas as palavras se engasgaram nas lágrimas que escorriam pelo rosto, esse negócio de corpo e movimento criativo com desenho mexeu comigo, como se eu fosse uma criança daquelas que expõem seus sentimentos por meio de desenhos.

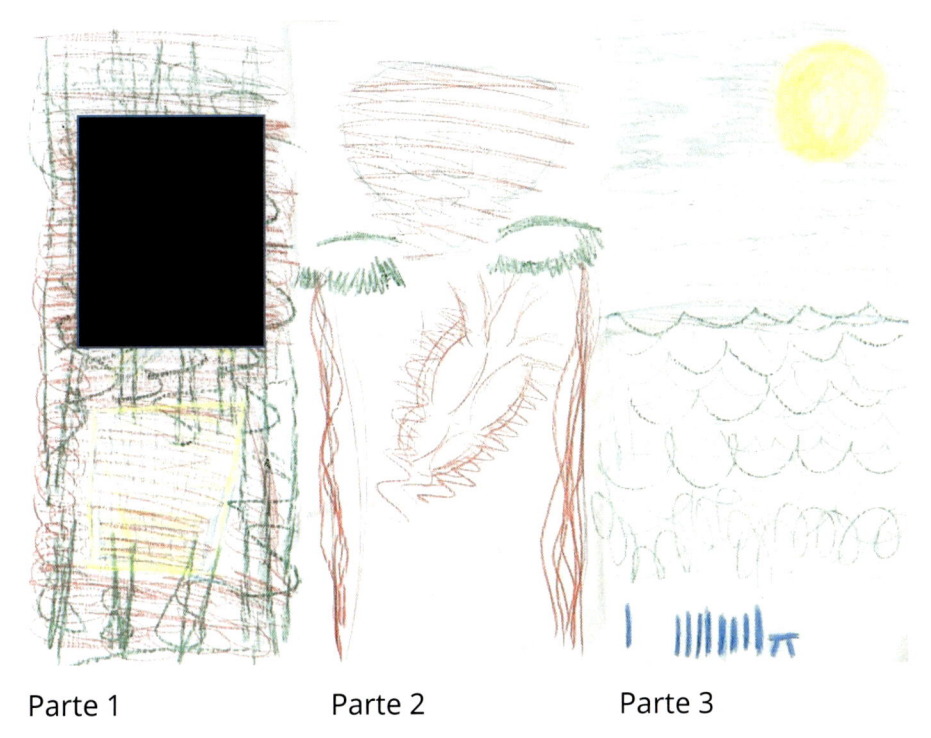

Parte 1   Parte 2   Parte 3

Parte 1: uma caixa d'água transbordando do peito um líquido vermelho, com três pontos que representam os três maiores traumas, o símbolo do banco que tanto amo coberto por uma tarja para não identificá-lo, muitos cifrões representando tudo o que tinha que lidar, o que me prendia lá no meio daquele sofrimento.

Parte 2: o cérebro e toda a sua confusão, com o vermelho das dores de cabeça, olhos que choram constantemente e um coração representado de forma não romântica com seus átrios e ventrículos, que batem acelerados, num ritmo desconfortável e até mesmo doloroso, de forma não literal dessa vez.

Parte 3: meu lugar de paz, a praia onde consigo trocar energias com a Mãe Natureza, meu lugar de gratidão. Não sei bem como, mas a minha relação com a praia, com a areia, com a água salgada, com o som das ondas, das aves, do vento abraçando o meu corpo e fazendo meus cabelos livres, um mergulho no mar é algo que transcende. Os tracinhos são as pessoas importantes para mim, não quis desenhar pessoas para que os colegas de terapia não compreendessem o que significava, boba eu, né? Estou aqui e agora explicando neste livro que os tracinhos são o meu marido, três filhos, pai e mãe, minha irmã, que também é bancária e muitas vezes me ouviu e se preocupou com o meu bem-estar, minha melhor amiga, e eu os observando de longe, a mesinha é meu cachorrinho que me recepciona com alegria, reboladas e abanadas de rabo, tantas vezes quantas eu chegar.

Te falei que parecia desenho de criança, tipo criança machucada, mas ainda assim criança.

E o terapeuta continua na segunda seguinte:

— Inventem um movimento, decorem seu movimento, observem este movimento, tenham consciência dele, do seu corpo, demonstrem o seu movimento para a turma, encaixem palavras no seu movimento, repitam seu movimento junto com as palavras, agora escrevam neste papel descrevendo o movimento com detalhes.

Eu escrevi:

"Fico de pé, abro as pernas para que fiquem na largura dos meus ombros, deixo o meu tronco flexionar delicadamente para a frente, até o limite do conforto, deixo os meus braços caírem livremente, movimento o tronco e os braços em movimento de balanço lateral, flexionando o joelho do lado para o qual o corpo está pendendo, de um lado para o outro lado, para facilitar o movimento.

Vou levantando o corpo lentamente, colocando cada vértebra no seu devido lugar, e por último a cabeça. Vou erguendo um braço por vez, em movimentos como arcos acima da cabeça, me envolvo em um abraço, desfaço o abraço devagar, deixando as mãos tocarem os braços delicadamente, até o abraço se dissolver". Repito este movimento para a turma, falando as seguintes palavras: — Me livro, me ergo, me abraço, e me deixo seguir. "Eita, que viagem" pensei!

Almoço, um descanso na rede da varanda de frente ao belo jardim de flores; tem um tipo de pássaro muito comum nesse jardim, ele é diferente dos que eu já havia visto, tem um pontinho vermelho em cima da cabeça, não é um pica-pau, é pequeno como um sibito, acho que uma única família, e eu os admiro, tenho tempo para descansar, depois mais respiração consciente, e volto para casa, exausta como se tivesse carregado pedras o dia todo.

Essa coisa de mexer com os sentimentos dá uma fadiga, né?

Roda de conversa sobre temas diversos, mediado pelas psicólogas. "Eu sou porque nós somos". E lá descubro outros bancários sofrendo assim como eu, com os mesmos sentimentos nós nos reconhecemos em nossas falas, nos acolhemos em nossas dores. Não era a minha oficina favorita, mas agora adoro, me ajuda com a ansiedade, a falta de paciência no ouvir. Meu marido já havia reclamado de um novo hábito, o de completar as frases das pessoas, numa pressa para falar a próxima frase. Reclamou também da minha mania em ouvir no aplicativo de mensagens na velocidade 1.5x ou 2.0x.

Nas quartas-feiras, participo de uma terapia que une ioga e poesia, a minha favorita por sinal. A ioga trazendo benefícios para o corpo e para a mente, reduzindo o estresse e a ansiedade, nos ajuda com o foco e a concentração. Depois, fui apresentada, pelo terapeuta, ao livro *Palavra Desordem*, de Arnaldo Antunes, edição de 2002 e publicado pela Editora Iluminuras LTDA. E com as páginas do livro espalhadas pelo chão, fui desafiada a decalcar sobre uma folha de papel manteiga A4 palavras que formassem uma poesia, que tivesse um significado para mim. Elas precisavam caber numa folha, eu não poderia mudar o tamanho da palavra ou acrescentar nenhuma palavra que não estivesse disponível para dar sentido a minha poesia, e só podia usar as folhas soltas pelo chão da sala de terapia. Segue o resultado:

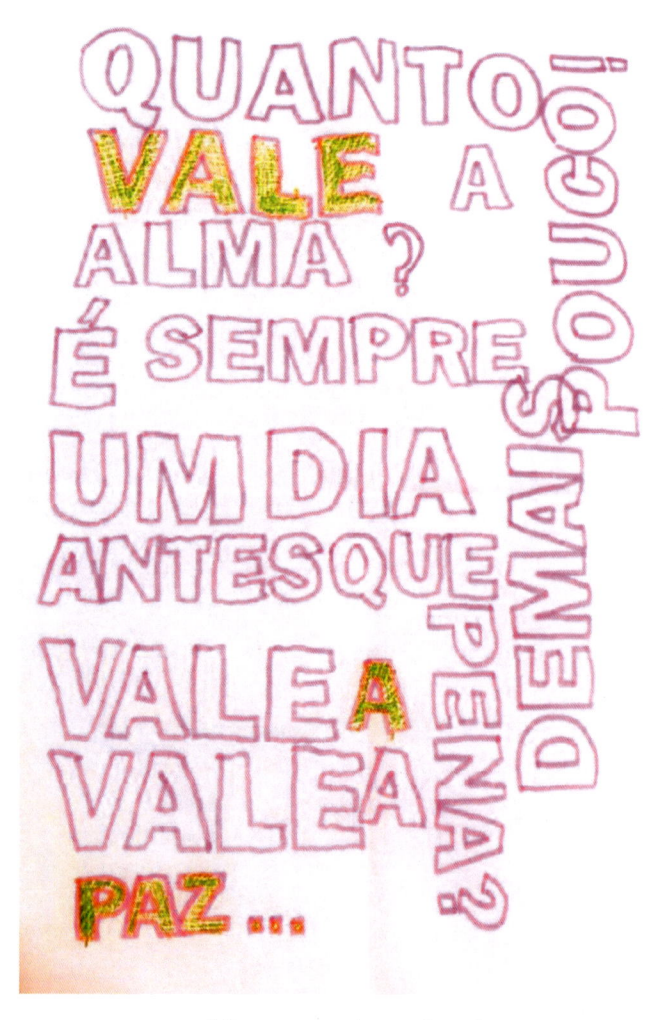

"Quanto vale a alma?
É sempre pouco?
Um dia, antes que demais,
Vale a pena?
Vale a paz..."

E o bordado? Gente, aí já é demais, eu nunca tive tempo para respirar, quanto mais para bordar, mas vamos lá, sejamos cooperativos, estou aqui por um motivo importante, não tenho tempo a perder, preciso ficar boa logo, tenho pressa nisso, quero voltar a ser quem já fui um dia, então vou seguir à risca o que me foi recomendado.

Sei lá o que Burnout tem a ver com bordado. A terapeuta tem uma fala mansa, e lenta, uma playlist deliciosa de ouvir, que dá vontade de cantar, mas na oficina de bordado é proibido conversar, o silêncio é importante para o processo.

Escolhi um desenho em especial, um pássaro com uma flor no bico, ela foi especialmente escolhida para a minha sobrinha que estava sendo gerada na barriga de minha melhor amiga, eu a tenho como uma irmã, a minha família em *Metrópoles*. Bordar esse pássaro deu trabalho, e eu fiz o melhor que sabia, com a paciência que eu tinha na hora, mas feito com muito carinho, "não quero nem saber se vai ficar bonito ou feio, é o meu primeiro, ela vai ter que usar, nem que seja num paninho de bunda!"

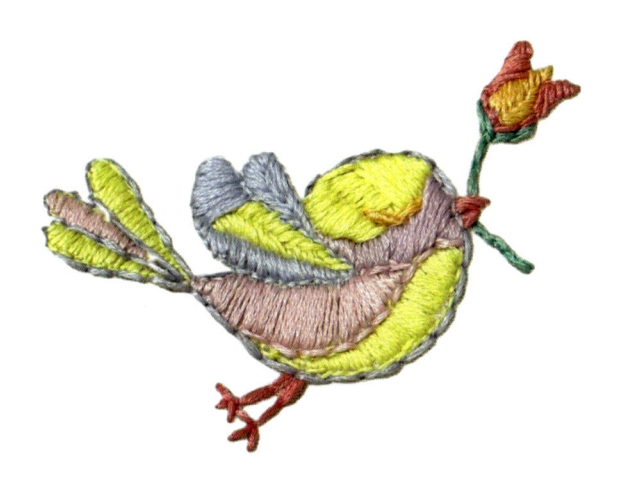

Terapias em grupo nos fazem enxergar as coisas de uma forma diferente.

"*Three little birds*

(Três passarinhos)

Pitched by my doorstep

(Apareceram à minha porta)

(...)

Singing: Don't worry about a thing

(Cantando: Não se preocupe com nada)

'Cause every little thing

(Porque cada pequena coisa)

Gonna be all right"

(Vai dar certo)[37]

Capítulo 14

Como saber se estou pronta para voltar?

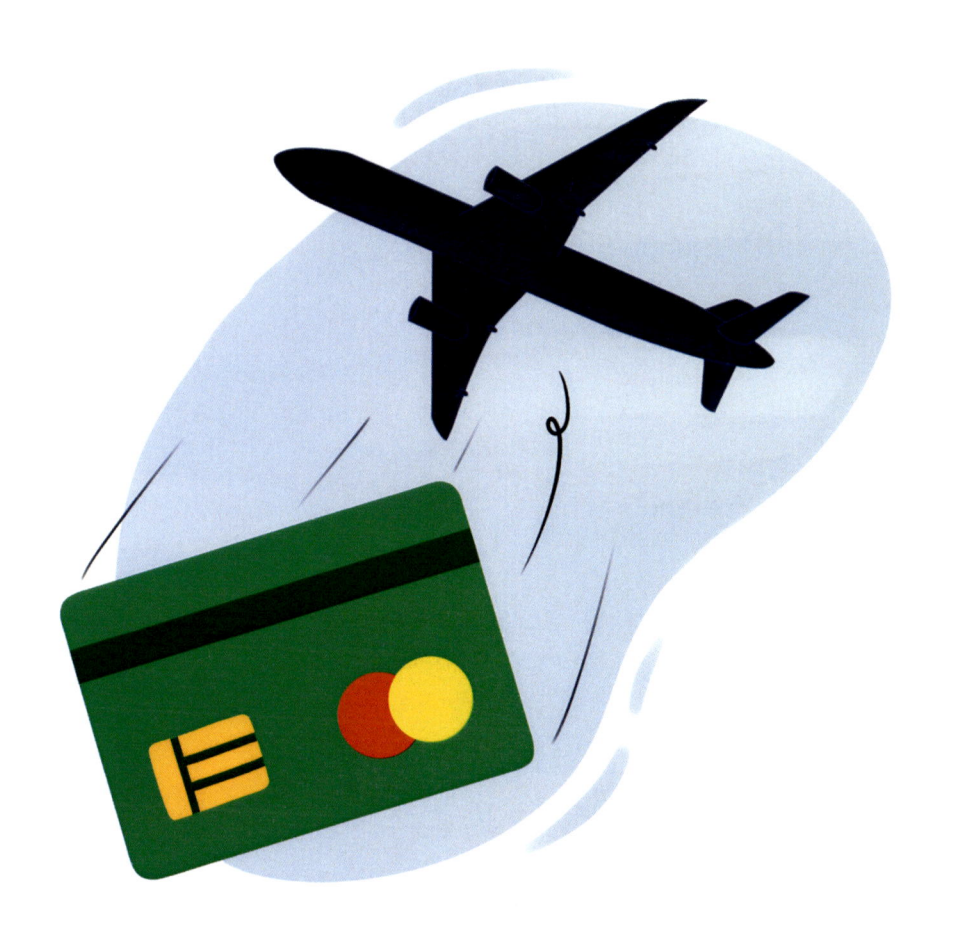

Todos os meus sintomas estavam relacionados ao meu ambiente de trabalho.

Eu estava afastada em tratamento intensivo na *Casa Das Flores* há aproximadamente três meses. Como eu saberia quando estaria pronta para voltar? Eu queria voltar, o quanto antes, minha comissão de gerente não me esperaria por muito mais tempo, logo eu seria substituída por outro profissional com mais energia "to burn". Isso significaria uma promoção para alguém que, assim como eu, sonhou por isso, e fez por merecer aquele cargo.

Logo que me afastei dessa última vez, eu sabia que estava doente, pois além de todos os sintomas já citados, ao passar em frente de qualquer agência de qualquer banco, eu sentia angústia, e por isso, por onde passava sempre virava o rosto para não vê-las, claro que fazia isso de forma discreta.

Eu não me sentia confortável em ver pessoas usando terno e gravata mesmo que de longe, eu não gostava, me lembravam bancários. Todos os dias de manhã meu coração disparava, chegando a bater 140 Bpm, minha mente e meu corpo estavam acostumado a sentir angústia logo cedo, mas com o tempo de tratamento isso foi mudando.

Certa vez, num domingo à noite, quando costumeiramente me sentia angustiada, me peguei num flash de pensamento, daqueles que chegam rapidamente, sem raciocínio, sentindo uma mistura de alívio com leve alegria, "oba, amanhã eu tenho *Casa das Flores*". Era um sentimento novo para um domingo à noite.

Chegou a época em que eu não chorava mais na segunda de manhã, e me perguntava, "será que estou ficando boa?" Ou era apenas o meu corpo se acostumando ao fato de que eu não iria para o banco de manhã, e sim para a *Casa das Flores,* que para mim era um lugar de paz.

Foi lá que eu descobri que era capaz de escrever, talvez um dia descubra que também posso compor uma música, já sei que consigo bordar, também voltei a estudar francês, o que me dá muito prazer, reservei um horário para fazer exercícios físicos, duas vezes por semana por enquanto. Eu estava fazendo a minha lição de casa. Mas ainda não sabia ser algo diferente além de ser bancária.

Mas como saber se estou ficando boa, vamos às provas?!

Lembram do meu primeiro filho, aquele que estava na barriga enquanto me defendia do roubo do chefe alcoólatra ladrão? Ele agora já tem 18 anos, é inteligente, muito disciplinado, estudioso, meio calado, mas isso é uma característica dos pensadores. Meu filho tem um humor inteligente, meio sarcástico, daquele que fala algo engraçado e fica sério, e você fica sem saber se era uma piada e pode rir, ou se deve segurar a vontade pra não ser inconveniente. Ele passou no Enem, em primeiro lugar no curso que escolheu, apesar de ter nota suficiente para passar no curso de Medicina, o curso dos sonhos da maioria, eu o incentivei a seguir os seus sonhos e escolher seu curso por amor. Com 18 anos partiria em sua primeira viagem internacional solo, foi colocar em prática o inglês e o francês que adquiriu por vontade própria, sem pressão dos pais.

Eu precisava pedir um cartão para que ele levasse em sua viagem, e decidi que era hora de encarar uma agência, eu poderia simplesmente ligar para o meu gerente e pedir um cartão adicional para o meu filho, mas assim não saberia se estava ficando boa. Pedi um carro de aplicativo, e segui para a agência mais próxima da minha casa, entrei tranquila, conversei com o colega do atendimento, pedi o cartão e voltei para casa, sem nenhum incômodo ou problema.

Eita que alegria! Bom sinal!

Depois, eu precisava de um documento que estava com o médico do trabalho da instituição onde eu trabalhava, e o médico do trabalho ficava no prédio do dia triste, da vista do mezanino, cheio de gatilhos e traumas. Segui confiante, vai dar certo! Pedi um carro por aplicativo, por causa da medicação forte estou evitando dirigir, mas ao ver de longe o prédio já comecei a me sentir mal, e fiz o motorista de aplicativo trabalhar como psicólogo.

— Estou tão nervosa, moço, não sei se consigo entrar nesse prédio.

E decididamente eu não estava pronta para encarar o prédio ainda, chorei, senti o corpo tremer, o coração quase pulou pela boca.

— Seja forte, moça — ele tentou ajudar.

Consegui entrar pela porta exclusiva para funcionários, de óculos escuros, escondendo o choro, digo, o rosto.

— A senhora é funcionária? — perguntou a recepcionista.

Eu apresentei o meu crachá sem falar nada, e subi para o nono andar para falar com o médico do trabalho.

Mandei uma mensagem para a única colega com quem ainda consigo me comunicar, *Paty* veio ao meu encontro e me abraçou, ficou comigo, contou piadas, e falamos besteiras juntas, bem a nossa cara. Parei de chorar, e ela só me deixou quando o médico chegou.

Queria ter passado no meu andar, queria ter cumprimentado meus colegas, até apertei o botão do elevador, mas não consegui descer, estava envergonhada, e chorando.

— Você deveria ter se afastado antes — falou o médico do trabalho.

Consegui obter o documento que precisava para as burocracias do INSS. Como eu estava muito abalada, pois para conseguir o documento que precisava precisei contar tudo ao médico, reviver os meus traumas, o médico não me deixou sair sozinha e me acompanhou pelo elevador, saiu do prédio comigo, e me levou até a porta do restaurante onde almocei, pois de lá seguiria para a *"Casa das Flores"*. Medicada com o remédio de SOS passado pelo psiquiatra para me tirar das crises, dormi "largada num sofá" da *Casa das Flores*, que vez por outra tinha algum paciente, dormindo nele, provavelmente sob efeito de algum SOS. Aquela foi a minha vez, e pela primeira vez dormi "largada no sofá" da sala de convivência na *Casa das Flores*

As experiências me responderam a duas perguntas, a primeira pergunta foi:

"O tratamento está funcionando?" A resposta é sim, pois tive sucesso em pegar um cartão para o meu filho em outra agência.

A segunda pergunta respondida por essa experiência foi: "Já estou pronta para voltar a trabalhar?" Com certeza ainda não! Paciência, entendi. Paciência!

Vamos de Lenine? "Paciência".

*"Enquanto todo mundo espera a cura do mal,
E a loucura finge que isso tudo é normal,
Eu finjo ter paciência
[...]
A vida é tão rara."*[38]

Capítulo 15

Uma difícil decisão

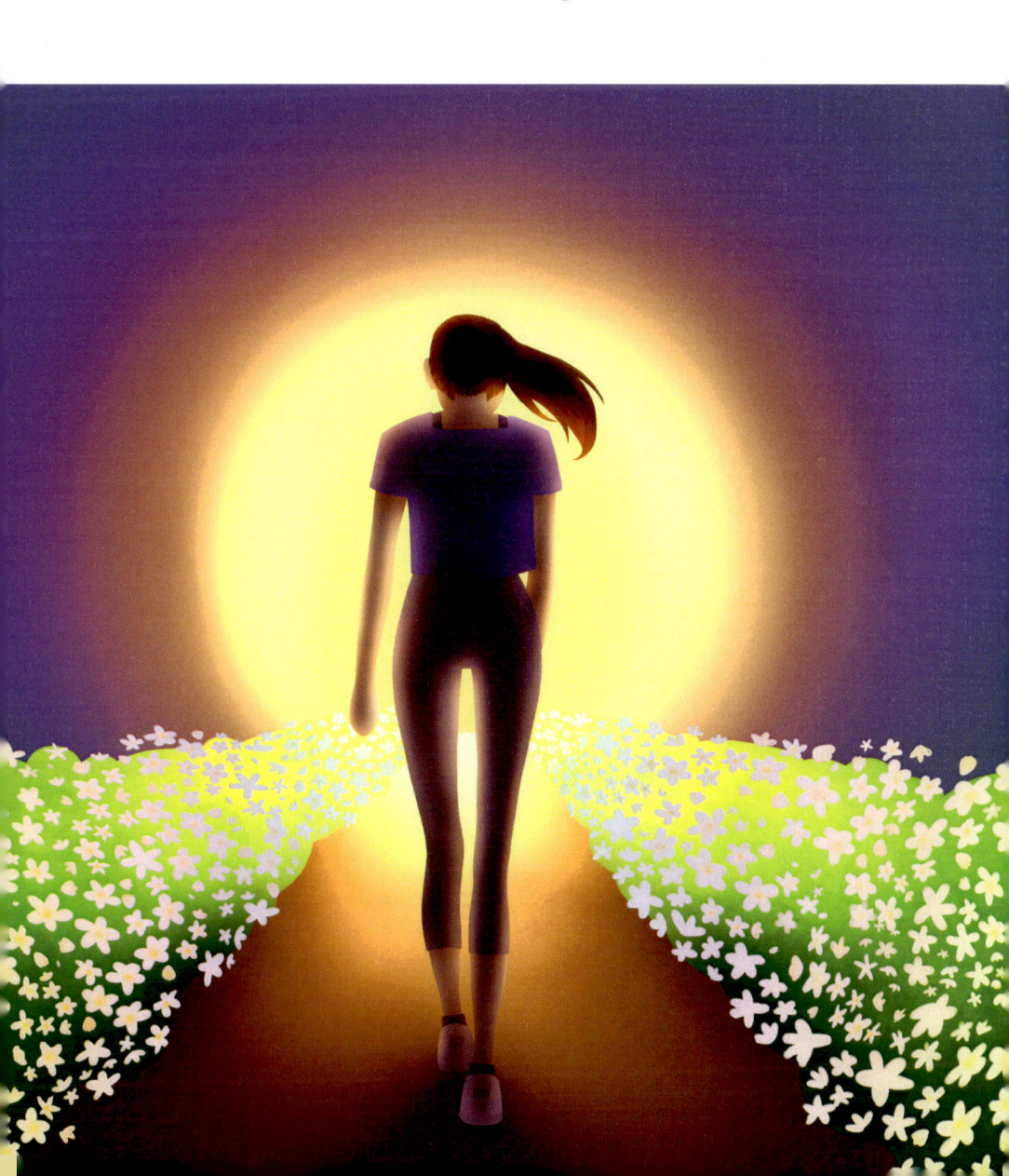

Chegou o dia em que eu teria que decidir, se continuaria o meu tratamento, prorrogando a minha licença-saúde, ou se voltaria a trabalhar com a consciência de ainda estar doente.

Eu tinha consulta com a psiquiatra, eu poderia dizer que estava pronta, as doenças invisíveis aos olhos podem ser disfarçadas por alguns minutos, eu poderia voltar ao meu antigo posto, fazendo as mesmas coisas, garantindo o meu bom salário, para os padrões bancários. Essa não era uma decisão fácil, me trouxe bastante angústia, pois significaria abrir mão de tudo o que eu consegui construir em minha carreira, abrir mão do lugar onde havia conseguido chegar com muito esforço, abrir mão do sonho que se tornou realidade.

Havia a pressão para ficar boa logo, pois já havia sido avisada que, se não voltasse, perderia a minha posição de gerente, perdendo todos os benefícios associados a essa posição. Acho justo colocarem alguém no meu lugar, o mundo não para de girar porque eu adoeci, não parou no dia triste. Mas não acho justo ter adoecido por causa do trabalho e ainda ter perdas financeiras depois de tudo o que passei.

Eu não aguentava mais aquela vida corrida, aquele ambiente me pressionando a entregar sempre mais, todos os gatilhos prontos para desencadear uma nova crise de ansiedade ou pânico. A necessidade de voltar me trazia uma sensação de morte. Quem bate metas não tem tempo para a morte, nem a porta fecha, nem o expediente cessa.

Passei o dia deitada, neste dia levei falta na *Casa das Flores,* estava angustiada demais para levantar da cama. Cobria o rosto com o travesseiro para chorar. Estava me escondendo.

Chamei o meu marido para uma conversa séria.

— *Jorge*, hoje é o dia que vou precisar decidir se volto a trabalhar e continuo como gerente, ou se abro mão desse cargo e continuo o meu tratamento, e como consequência teremos uma grande redução em nossa renda familiar, mas veja como eu estou, eu não aguento mais, e eu sei que se eu voltar eu vou morrer — falei, desesperada.

O meu marido teve uma vida muito diferente da minha, mas a história dele cabe a ele contar. Eu não tenho dúvidas de seu amor por mim. Ele demonstra por meio de pequenos gestos diariamente, sempre buscando oportunidades para me arrancar um sorriso, me trazendo comidinhas gostosas, fazendo coisas para chamar a minha atenção, mas nós somos diferentes nesse quesito, ele é mais cético, prático e pouco emocional quando se trata de trabalho. Temos visões diferentes, e todas as vezes que tentei desabafar com ele nunca deu certo, ele sempre me machucava com suas afirmações. Acho que este é um dos motivos para eu procurar desabafar num livro.

— *Ana Paula,* você não vê quantos sacrifícios nossa família teve que fazer para que você construísse a sua carreira? E você vai abrir mão assim?

Será que ele não ouviu a parte de "se eu voltar, com certeza eu vou morrer?"

— Quais foram os sacrifícios que nossa família fez pela minha carreira, *Jorge*? — ele emudeceu.

Eu precisei fazer algo que nunca havia feito, o lembrei de seu passado recente. *Jorge* trabalhou em algumas excelentes empresas, em seu último emprego, era gerente de projetos em uma grande distribuidora. Um dia o encontrei deitado na cama, com as mãos geladas, e perguntei o que ele tinha. Ele respondeu que estava sentindo aquilo porque não aguentava mais o seu trabalho, sofria grande pressão pela entrega de resultados que não dependiam dele.

— Não vê o quanto você é inteligente? — falei. — Não quero te ver assim, vamos empreender, vamos gerar riqueza para a nossa família?

E juntos decidimos, eu e ele, que iríamos investir, empreender em um negócio próprio. Deixa que eu "seguro as pontas" por enquanto, falei. Investimos parte de nossa reserva financeira em um negócio próprio. Eu confio plenamente no potencial do meu marido.

Como a maioria dos empresários, *Jorge* não teve sucesso em seu primeiro empreendimento, e se sentia mal com isso. Mas logo cedo aprendi duas lições importantes sobre o dinheiro, a primeira é que devemos ter sempre uma reserva financeira, para momentos importantes, e essa reserva não deve ser usada com lazer ou coisas assim, para o lazer você usa outra parte do seu dinheiro. A segunda lição que aprendi foi que se o dinheiro não for usado, não terá valor nem serventia.

Disse a *Jorge* que aquilo que havíamos investido e perdido servia de lição, de experiência e como aprendizagem. Ele se sentia mal por não conseguir contribuir em casa, estávamos consumindo as nossas reservas financeiras, mas eu nunca o questionei, ao contrário, sempre acreditei em seu potencial.

Na segunda tentativa, na cidade de *Metrópoles*, *Jorge* conseguiu fazer a empresa crescer e dar lucro.

Eu sinceramente esperava dele a mesma atitude que eu tive, esperava que ele dissesse que eu deveria me cuidar, que daria tudo certo, e que ele estaria ao meu lado. Mas essa não foi a resposta dele. Eu queria o seu apoio, mas a decisão precisei tomar sozinha. Decidi pela minha vida. Mais tarde no mesmo dia, recebi uma ligação do meu marido:

— *Ana Paula*, eu te amo, faça o que for preciso; você sabe que eu não entendo, mas eu vou te apoiar.

Eu decidi pela minha vida! Eu compreendi que é egoísmo de nossa parte deixar que as decisões difíceis referentes a nossa vida sejam tomadas por outra pessoa, mesmo que essa pessoa nos ame muito, assim como eu sei que Jorge me ama, mas a minha felicidade depende de mim, de minhas atitudes, minhas escolhas, do caminho que eu escolho seguir, outras pessoas podem até participar dessa caminhada, mas a palavra final teria que ser a minha, o passo dado seria meu.

Não era justo cobrar dele a resposta que eu queria receber, e a decisão eu tive que tomar sozinha.

Estava deitada na minha cama, chorando debaixo do travesseiro, meu filho mais velho se deitou ao meu lado e disse:

— Mãe, você tomou a decisão correta, eu prefiro você viva!

Ele cogitou em começar a trabalhar se fosse preciso, arcar com as próprias despesas, começar a ajudar com as finanças de casa. Começamos a planejar a minha nova vida, ele queria que eu estudasse medicina, minha segunda profissão favorita, já que eu não tinha altura, joelhos saudáveis, nem idade para o vôlei; e juntos viajamos nesta ideia.

Apesar da minha idade, seria um sonho possível? *"Sonho que se sonha junto é realidade..."*[39]

Estava decidida, somente voltaria a trabalhar recuperada.

Hoje não tenho mais cargo de liderança e pela terceira vez voltei ao posto inicial na instituição financeira que eu tanto amo, eu sempre digo e repito, que vou dar a volta por cima, e espero sinceramente não voltar a ser a mesma profissional que já fui um dia. Dessa vez, quero ser diferente.

A vida vale muito a pena, eu queria viver por mim, pelos meus filhos, pelo meu marido, pela nossa família, eu queria voltar a me sentir capaz.

Como disse a Dra. Ana Claudia Quintana Arantes em seu livro, *A morte é um dia que vale a pena viver*, publicado em 2019 pela editora Sextante:

"Faltar na própria vida é uma dessas ausências impossíveis de explicar".[40]

Estou há quase três meses em tratamento na *Casa das Flores.*

Quanto tempo ainda vou precisar para me recuperar? Ainda não sei, só sei que sigo afirmando que é preciso saber fazer escolhas, é preciso parar enquanto é tempo, e é preciso saber viver.

E para este capítulo, vamos de Roberto Carlos, ou de Titãs, escolha a sua versão favorita de "É preciso saber viver!".

"Numa flor que tem espinhos
Você pode se arranhar,
Se o bem e o mal existem,
Você pode escolher,
É preciso saber viver."

Capítulo 16

Aquilo que é invisível

Eu acredito que um convênio seja parecido com uma promessa, com a diferença de que a promessa vem de um lado, barganhando algo com o outro lado, "se você me der algo, eu faço algo em troca!". Um convênio é um contrato entre duas partes, os termos já foram acordados, é como se fosse um contrato assinado com cláusulas predefinidas, se eu fizer isso, você fará isso, já está combinado! Eu fiz com meu Pai Celestial um convênio de ser honesta em todas as coisas, e a parte Dele é nunca me abandonar.

Eu posso dizer com a maior sinceridade que nunca menti ou aumentei sintomas sobre qualquer coisa relacionada ao meu adoecimento, posso dizer que se eu estava com vontade de sorrir, eu sorria, não fingia não querer sorrir para parecer mais doente e justificar uma ausência, mas isso não significa que eu não poderia esconder o choro como proteção, guardei somente para mim algumas sensações. Como já disse antes, sou ph.d. (com letras minúsculas mesmo) em engolir o choro, e isso não é ser desonesta, é não querer me sentir inconveniente.

"Quando me perdi, você apareceu, me fazendo rir do que aconteceu"[41]

Estava refletindo sobre como é difícil acreditar naquilo que não está perceptível aos olhos. Entendo que, para pessoas que nunca passaram por experiências com Deus, possa achar difícil acreditar em sua existência. Pessoas que não tiveram Burnout podem ignorar os sintomas relativos a essa síndrome. Nem todos os seres humanos passarão por experiências como as citadas. O que quero dizer é como é difícil estar acometida por uma doença que muitas vezes é invisível aos olhos, quero falar sobre ser julgada, quando mesmo estando com depressão se consegue sorrir, como se você que tem depressão só tivesse autorização para sorrir quando se autodeclarar curada. Eu ouvi muitas vezes entre as colegas da *"casa das flores"* que "logo você terá alta, olha como você está bem", pois eu conseguia sorrir, ou quando ouvi de uma amiga da igreja que também passava por um processo depressivo disse: *"como pode, você tomar a mesma medicação que eu tomo, com o dobro da dosa-*

gem que eu tomo, e ser assim?" porque eu conseguia sorrir. Eu só conseguia pensar que realmente poderia ser uma excelente atriz, talvez aí mais uma profissão à vista.

Como posso conseguir demonstrar estar bem e por dentro estar angustiada, com o coração apertado feito bolinha de papel amassado? Para surpresa de muitos, isso é muito possível e honesto.

Se pesquisarem na internet sobre depressão atípica ou depressão sorridente, vão entender que sim, é possível sorrir, esse tipo de depressão é citada como uma das mais perigosas.

> De um lado, aquele que sofre da doença atípica demora mais a procurar tratamento por não conseguir identificá-la. De outro, essas mesmas pessoas costumam ter dificuldade para reconhecer emoções. Assim, trabalhar a partir de um ponto de vista psicológico com elas é mais difícil.... Além disso, a capacidade daqueles que sofrem deste tipo de depressão de continuar realizando suas atividades pode ser contraproducente. [...] A força que elas têm para seguir com a vida diária pode deixá-las especialmente vulneráveis a levar a cabo pensamentos suicidas. Isso contrasta com outras formas de depressão, nas quais as pessoas podem ter pensamentos suicidas, mas não energia suficiente para levá-los adiante." [42]

Eu não fui diagnosticada com depressão sorridente, a minha estava literalmente ligada à corda esticada demais, ao tempo que levei para procurar ajuda, estava relacionada ao adoecimento devido às experiências vividas no trabalho.

Quando adoeci, e por causa de a minha depressão ser efeito colateral da síndrome de Burnout, isto é, do adoecimento devido às experiências vividas no ambiente de trabalho, eu não me sentia bem em ver ou ouvir nada relacionado ao trabalho, seja nos grupos de mensagens ou nas redes sociais, os sentimentos eram os mais diversos, desde a alegria em ver meus colegas crescerem, e continuarem as suas carreiras, até a sensação de "inveja", se é que posso usar essa expressão para definir a sensação de "estou feliz por ele honestamente, mas também poderia ser eu". Então arquivei todos os grupos de mensagens relacionados ao trabalho, inclusive aqueles que eram de amigos daquele ambiente, não tinha a intenção de me afastar deles, apenas não conseguia ler ou ouvir coisas que me remetessem ao trabalho, pois geravam gatilhos, que me faziam mal.

Quando o tratamento vai fazendo efeito, a gente vai ficando "melhorzinha", vai se testando, e por saudade das pessoas queridas, talvez um pouquinho de curiosidade, a gente decide ver o que anda acontecendo entre eles, decide abrir as mensagens de um grupo ou outro e ver do que se tratavam aquelas mais de mil mensagens arquivadas sem leitura. É quando você percebe que eles estão sofrendo também, cada um do seu jeito, mas teve uma parte ruim nisso, foi ler a mensagem de um colega dizendo: "Você resolve assim, coloca um atestado por Burnout e pode viajar, vai à praia", em tom de ironia, como se a saída fosse inventar uma doença invisível. Melhor seria assumir a sua doença invisível, mas se decidir assumir, não pode sorrir, e agora também não pode viajar ou ir à praia. Logo a praia, que é o meu lugar de paz, o meu ambiente de cura. Essa parece que também está proibida! Quantas regras difíceis de seguir, primeiro não pode sorrir, não pode viajar e agora também não pode ir à praia.

Eu tenho uma proposta para você, meu amigo leitor e minha amiga leitora, que eu também vou tentar fazer o mesmo, vou tentar ser mais lenta em julgar, e um pouquinho mais rápida para acolher.

Ter que justificar a presença de uma doença invisível também causa estresse, nunca precisei pedir desculpas por ter contraído covid-19, ou um resfriado, mas sinto que preciso me desculpar por ter permitido que o Burnout me adoecesse, preciso me desculpar por conseguir sorrir.

Para tratamento da depressão e por recomendação médica, é preciso levantar-se da cama, por recomendação médica é necessário fazer exercícios físicos, seja na academia ou em casa, por recomendações médicas podemos ir à praia, ao churrasco da família, por recomendação médica, é bom encontrar com os amigos, por recomendação médica devemos tomar os remédios prescritos, por recomendação médica é importante frequentar as terapias recomendadas.

Meus amigos da instituição financeira, quisera eu que vocês nunca sentissem o que eu senti ou venho sentindo, que nunca falte a vocês a esperança na solução dos seus problemas, que consigam digerir suas questões, que sejam emocionalmente mais sábios do que eu fui, que o amor pelo trabalho não fale tão alto quanto o limite da sanidade, e que saibam dizer não, se um dia for necessário. Desejo que alcem altos voos, pois eu vou me alegrar em suas realizações, com sinceridade nas palavras e honestidade nos sentimentos, estes que nunca foram fingidos ou hipervalorizados, mas muitas vezes suprimidos na tentativa de continuar firme. Queria eu nunca ter adoecido. Ah, como eu queria ser a mesma de antes, mas acho que nunca mais serei, não tem volta, pois com as dores, vêm as lições, fica o amadurecimento.

Sobre a invisibilidade de certas coisas, o que posso e quero dizer é que a presença do meu Deus invisível é real, que tem sido essencial durante todos os dias da minha vida, a música para este capítulo vai para Ele, que me abraçou tantas vezes quantas O procurei, que me estendeu a mão me convidando a segui-lo, que me amou de tal maneira, conseguindo compreender de forma perfeita aquilo que eu não sabia o que era, muito obrigada, meu Senhor. *"Você é o amor da minha vida, é o meu abrir de olhos no amanhecer, verdade que me leva a viver".* [43]

Vamos de Cogumelo Plutão, "Esperando na Janela".

Ana Paula de Mirante Moraes

"Ter que justificar a presença de uma doença invisível também causa estresse."

Capítulo 17

O telefone não tocou

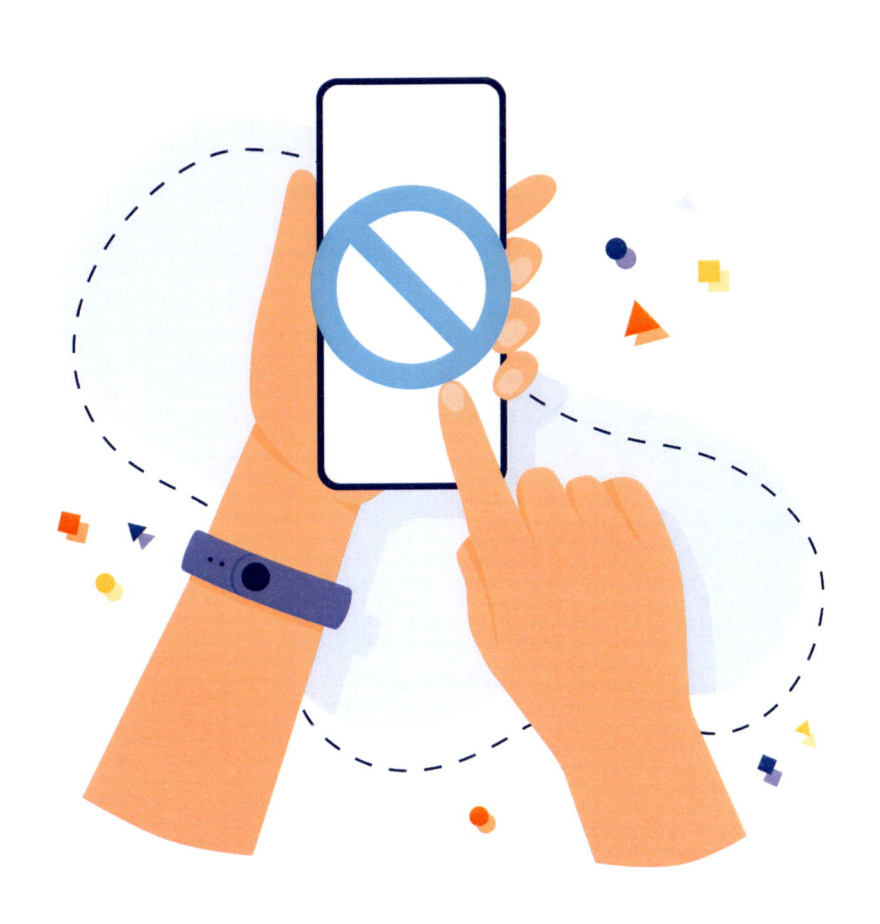

Era uma vez um telefone que não tocou.

Ao atendê-lo, escuto a voz que vem do outro lado, reconheço claramente a voz da minha chefe querida dizendo:

— Bom dia, *Ana Paula*, como você tem se sentido?

— Oi, *Vanessa*, um dia de cada vez, obrigada por perguntar — respondo.

— *Ana Paula,* tenho algo importante para conversar contigo, pode ser agora?

— Sim, chefe, estou disponível.

— Nós sabemos que você precisou se afastar de suas atividades no trabalho, e eu queria em nome do banco te agradecer por tudo o que realizou durante esse período. Você sabe que o banco é uma instituição financeira, e que os nossos clientes e acionistas precisam que ele continue a realizar o que precisa ser feito, não é verdade?

— Sim, chefe, eu sei disso.

— Nós sabemos que você vai precisar de mais tempo para se tratar e por esse motivo vamos precisar colocar outro funcionário como gerente no teu lugar. Acho que você já imaginava que um dia isso iria acontecer, você precisa de mais tempo, certo?

— Simm chefe, eu já estava esperando esta ligação.

— Então, gostaria de te informar que a partir de hoje, você não terá mais a posição de gerente no banco, para que você possa se sentir menos pressionada a voltar logo, talvez isso tenha atrapalhado um pouco a sua cura, essa pressa para ficar boa logo, claro que não faz bem.

— Sim, realmente não faz bem, saber que tenho pressa para ficar boa, não ajuda mesmo.

— *Ana Paula*, quando você estiver pronta para voltar ao trabalho, estará novamente no posto inicial, entretanto acredito que com a sua experiência logo voltará a investir na carreira novamente, e quero que você saiba que pode contar comigo.

— Eu já sabia que isso iria acontecer, obrigada por me ligar.

Mas como eu disse no título deste capítulo, o telefone não tocou, o diálogo anterior nunca aconteceu. Imagino que teria sido mais leve se eu tivesse recebido a ligação.

Agora vou contar como aconteceu de verdade, como eu soube que realmente havia perdido a minha comissão de gerente, e como os mais de 15 anos investidos nessa função, sendo com mais de 20 anos de empresa, ruíram.

Já há algumas semanas minha amiga *Paty* vinha me convidando para um passeio, quem sabe jantar juntas, bater um papo leve, falar besteira, rir, matar a saudade, colocar o assunto em dia. Eu adiei o encontro por algum tempo, mas como estava me sentindo um pouco melhor, decidi colocar em prática a ideia do encontro, afinal de contas *Paty* tem sido uma boa amiga.

Nós nos encontramos num shopping da cidade e fomos ao restaurante que já havíamos ido antes e pedimos o mesmo prato, nada de novo para não causar ansiedade.

— *Paty*, quando vão tirar a minha comissão de gerente? — perguntei já sabendo que isso aconteceria muito em breve, na verdade diariamente sentia a tensão de talvez ser o dia da ligação.

— Amiga, tua comissão já "caiu" no sistema há alguns dias, inclusive hoje foi a posse da nova gerente, que assumiu no seu lugar.

— Nem me avisaram, uma ligação, nada! — Eu falei na mesma hora em que caiu um "cisco no meu olho".

— Tiveram medo da sua reação! Vai chorar, amiga?

— Não vou chorar, aqui não! — Engolindo o choro mais uma vez. Tenho experiência nesse quesito, diria até que uma habilidade com vasta experiência. Posso até colocar no meu currículo, acho que muitas empresas se interessariam por essa habilidade.

Aquela foi uma noite muito agradável, comemos, conversamos, sorrimos, atualizamos sobre a vida uma da outra, recebi carona de volta pra casa, afinal moramos relativamente perto, nos despedimos com um abraço, agradeci por sua amizade e com a sinceridade costumeira das minhas frases impensadas disse

— Espero que essa noite não tenha sido caridade.

— Foi um prazer — respondeu *Paty*.

Muito diferente de saber que algo vai acontecer, é sentir que aconteceu.

Eu preferia ter recebido a minha ligação, achei falta de consideração. Eles podem até ter achado que era cuidado com meu bem-estar, mas eu achei meio covarde. Me senti como um objeto trocado, como uma peça de engrenagem.

Não vou dizer que a semana seguinte foi fácil, não senti alívio, ao contrário disso, o sentimento foi de perda, meu marido abusivo (a instituição financeira) havia me deixado por uma mais novinha. A cama me puxava como um imã, não estava fácil levantar, o sono me deixou meio sem graça, o choro corria fácil, levei algumas faltas na *Casa das Flores*, afinal para ir tem que levantar, falava e chorava, fiquei triste sim, muito triste. Claro que eu entendo que isso aconteceria, escolhi continuar o tratamento, e pensei nisso com a razão, mas a perda eu senti com o coração.

Me peguei lembrando de algumas conquistas, do passado de muita garra, de entregas mútuas, minhas e do banco. Ah, como eu queria nunca ter adoecido, como queria me sentir como antes, mas muitas vezes o que nos fere é aquilo que amamos, e o que nos fere, mas não mata, nos fortalece, e só nos decepcionamos com aqueles em quem confiamos.

Hoje lamentei na *Casa das Flores*, na sessão em grupo, estava me sentindo melhor, mas que a ligação não recebida, o sentir com o coração o que a mente já sabia, o abandono do marido abusivo, havia me deixado mal, como se eu tivesse piorado no quadro depressivo. A terapeuta me explicou que, no plano cartesiano da vida, temos altos e baixos e o gráfico não é uma reta constante. Verdade Dra. Terapeuta de grupo da *Casa das Flores,* a vida não é mesmo como uma reta num gráfico, os baixos doem muito e arrancam lágrimas, os altos nos alegram e nos arrancam sorrisos, mas a média precisa valer a pena.

Preciso me reerguer, dar a volta por cima, não voltar a ser quem eu fui, mas ser a melhor versão que eu conseguir de mim mesma. Preciso respeitar os meus limites. Como na história do lenhador, parar para afiar o machado. Você conhece essa história, de autor desconhecido?

Vou resumi-la aqui.

Em uma pequena cidade, havia um velho lenhador, e ele era conhecido por suas habilidades e por sempre vencer os torneios de corte de lenha dos quais participava. Um dia esse velho lenhador foi desafiado por um jovem e forte lenhador para uma disputa. Eles competiriam para ver quem cortaria mais lenha num determinado tempo.

No dia marcado, os dois competidores começaram a disputa, que chamou muita atenção dos moradores locais, devido à diferença de idade e físico entre os competidores, o jovem era forte e musculoso, cheio de gás "to burn" se entregando com grande energia e convicto de que seria o novo campeão.

De tempos em tempos o jovem lenhador olhava para o velho lenhador e, às vezes, o via sentado. Pensou que o adversário estava velho demais para a disputa, e continuou cortando lenha com todo o vigor.

Ao final do prazo estipulado para a competição, foram medir a produtividade dos dois lenhadores e pasmem! O velho vencera, por larga margem, aquele jovem e forte lenhador.

Intrigado, o moço questionou o velho, como ele tinha conseguido aquele feito, e o velho lenhador explicou dizendo "Quando você me via sentado, na verdade, eu estava amolando o meu machado. Eu percebi que você usava muita força e obtinha pouco resultado".

Acredito que muitas vezes agi como o novo lenhador, não podia parar nem por um minuto para descansar ou afiar o meu machado, pois assim estaria desperdiçando o meu tempo.

Conhecem aquelas falas populares entre os coachs?

"Estude enquanto eles dormem!" ou "Trabalhe enquanto eles dormem!"

Eu digo que uma noite de sono restaurador é como afiar o machado.

Chegou a minha hora de parecer descansar, na verdade estou me aperfeiçoando, afiando o machado. Tenho aprendido muito com tudo o que estava adormecido, tenho trabalhado duro para digerir meus elefantes, eu acredito que serei uma profissional melhor quando eu voltar, não sei quanto tempo isso vai levar.

A instituição na qual trabalho ainda vive em uma mansão no meu coração, tem grande importância e valor para mim, eu sei que se ela pudesse se personificar, não aprovaria as atitudes de vários de seus representantes.

Continuarei a minha caminhada.

Escrevi este livro em apenas um mês. Tinha muita coisa engasgada. Escrevê-lo foi prazeroso, e representou a descoberta de novos horizontes.

Para você, meu amigo leitor e minha amiga leitora, eu dedico a minha gratidão por me ouvir até aqui, vocês foram pacientes comigo, na verdade vocês foram incríveis.

Findo o meu desabafo por enquanto, e é claro que não poderia faltar a música final ou a música de um novo começo, vou pedir licença para dedicar a música para a instituição que tanto amo e que me fez sofrer na mesma ou em maior proporção: Gilsons, "Várias Queixas".

*"Várias queixas de você
Por que fez isso comigo?
Estamos juntos e misturados
Meu bem, quero ser seu
namorado."*[44]

FIM

(Ou o começo de uma nova história)

Bônus 1

Coração

Tum

Lugar cheio de caixinhas onde
são guardadas coisas importantes.

                    Tum

              Nele cabem caixinhas, salinhas,
                  casinhas e até mansões,

Dependendo da importância
do que lá foi convidado ou
"invadido" a habitar.

                  O coração tem estações,
            as vezes quente, as vezes frio,
                  ele pode até congelar.

Um órgão tão forte que faz
a máquina do corpo funcionar,

              Mas ao mesmo tempo tão frágil,
                  que pode até quebrar,

Se algo ou alguém que lá habita,
quiser bater asas e voar.

                    Ahh coração, sem você
                      eu não consigo viver!

(Ana Paula de Mirante Moraes)

Notas finais

Créditos:

¹ ANTUNES, Arnaldo. MONTE, Marisa. **De mais Ninguém.** Disponível em: https://www.letras.mus.br/marisa-monte/47278/. Acesso em 26 março 2024.

² **ANA MICHELLE SOARES** ou AnaMi, era jornalista de formação e paliAtivista de coração. Criou o perfil @paliativas no Instagram, Publicou pela editora Sextante em 2019 o Livro "Enquanto eu Respirar", em 2021, o livro "Vida Inteira" e Faleceu em 2023, logo após concluir o manuscrito de "Entre a lucidez e a Esperança". (Wikipédia) Acesso em 01 março 2024.

³ **Izabella Spaggiari Brazil Camargo**, de Apucarana, 1 de fevereiro de 1981, jornalista brasileira. Entre 14 de agosto e 27 de outubro foi afastada por recomendação médica para tratar da síndrome de Burnout. Ao retornar ao trabalho, no dia 29, foi dispensada, sem justa causa. Em 2019 a justiça determinou que a emissora recontratasse a jornalista. (Wikipédia). Acesso em 01 março 2024.

⁴ **Wesley Oliveira da Silva** (Fortaleza, 6 de setembro de 1988), mais conhecido como Wesley Safadão. https://gshow.globo.com/moda-e-beleza/noticia/alem-de-wesley-safadao-7-famosos-relataram-crise-de-ansiedade-no-ultimo-mes.ghtml. Acesso em 05 março 2024.

⁵ **Whindersson Nunes Batista** (Palmeira do Piauí, 5 de janeiro de 1995) é um comediante, youtuber, cantor, compositor, ator, rapper e pugilista brasileiro, conhecido pelos seus vídeos de humor na plataforma YouTube desde 2011. https://noticias.gospelmais.com.br/diagnosticado-burnout-whindersson-nunes-recebeu-oracoes-117532.html#google_vignette. Acesso em 05 março 2024.

⁶ **Justin Drew Bieber** (London, 1 de março de 1994) é um cantor, compositor e ator canadense. https://empreendaexito.ig.com.br/2022-09-28/

caso-justin-bieber--4-aprendizados-sobre-saude-mental-no-trabalho.html. Acesso em 05 março 2024.

[7] **DEBORAH PATRICIA WRIGHT** nasceu no Rio de Janeiro e mora em São Paulo desde o final dos anos 1960. Formou-se em 1979, sendo uma das melhores de sua turma, na Escola de Administração de Empresas de São Paulo da Fundação Getulio Vargas (EAESP-FGV). Passou metade dos 30 anos da carreira executiva no comando de multinacionais e de grandes grupos nacionais de controle familiar. https://editoralabrador.com.br/autor/deborah-wright/ (https://valor.globo.com/carreira/noticia/2022/12/12/hoje-sou-dona-da-minha-agenda-diz-ex-ceo-sembarreira.ghtml. Acesso em 15 março 2024.

[8] SANTOS. Lulu. **Tempos Modernos**. Disponível em: https://www.letras.mus.br/lulu-santos/47144/. Acesso em 26 março 2024.

[9] https://www.gov.br/saude/pt-br/assuntos/saude-de-a-a-z/s/sindrome-de--burnout. Acesso em 07 março 2024.

[10] https://www.hospitalpaulista.com.br/paralisia-facial-por-que-e-quando--acontece/. Acesso em 07 março 2024.

[11] Sandy & Junior. **Super-Herói (Não É Fácil)**. Disponível em https://www.letras.mus.br/sandy-e-junior-musicas/711936/. Acesso em 26 março 2024.

[12] Versículo de **"O Livro de Mórmon"**, Helamã 12:31. Livro de A Igreja de Jesus Cristo dos Santos dos Últimos Dias. https://www.churchofjesuschrist.org/study/scriptures/bofm/hel/12?lang=por . Acesso em 26 março 2024.

[13] https://www.gov.br/saude/pt-br/assuntos/saude-de-a-a-z/s/sindrome--de-burnout. Acesso em 02 março 2024.

[14] https://www.gov.br/saude/pt-br/assuntos/saude-de-a-a-z/s/sindrome--de-burnout. Acesso em 02 março 2024.

[15] **Escolinha do Professor Raimundo** foi um programa brasileiro e um quadro cômico comandado por Chico Anysio e exibido em diversos programas humorísticos por mais de 38 anos, período em que reuniu muitos dos maiores nomes do formato escolinha no Brasil. https://pt.wikipedia.org/wiki/Escolinha_do_Professor_Raimundo. Acesso em 09 Maio 2024.

[16] **Francisco Anysio de Oliveira Paula Filho**, OMC[2] conhecido artisticamente como Chico Anysio (Maranguape, 12 de abril de 1931 – Rio de

Janeiro, 23 de março de 2012) foi um humorista, ator, radioator, produtor, locutor, roteirista, escritor, dublador, apresentador, compositor e pintor brasileiro, notório por seus inúmeros quadros e programas humorísticos na Rede Globo, emissora onde trabalhou por mais de quarenta anos. Tendo criado mais de duzentos personagens cômicos em 65 anos de carreira, é considerado um dos maiores humoristas brasileiros e mundiais. https://pt.wikipedia.org/wiki/Chico_Anysio. Acesso em 09 Maio 2024.

[17] VEGA, Suzanne. **Luka**. Diponível em: https://www.letras.mus.br/suzanne-vega/64054/. Acesso em 26 março 2024.

[18] SEIXAS, Raul. **Prelúdio de Raul Seixas**. Disponível em: https://www.letras.mus.br/raul-seixas/165312/. Acesso em 26 março 2024.

[19] SEIXAS, Raul. **Prelúdio de Raul Seixas**. Disponível em: https://www.letras.mus.br/raul-seixas/165312/. Acesso em 26 março 2024.

[20] CÉSAR, Chico. **Deus me Proteja**. Disponível em: https://www.letras.mus.br/chico-cesar/1281067/. Acesso em 26 março 2024.

[21] CÉSAR, Chico. **Pensar em Você**. Disponível em: https://www.letras.mus.br/chico-cesar/45201/ Acesso em 26 março 2024.

[22] **"A Pessoa é para o que nasce"**. Disponível em: Documentário: A Pessoa é Para o Que Nasce - YouTube. Acesso em 26 março 2024.

[23] MONTE, Marisa. **Feliz Alegre e Forte**. Disponível em: https://www.letras.mus.br/marisa-monte/feliz-alegre-e-forte/. Acesso em 26 março 2024.

[24] QUEEN. **We Are the Champions**. Disponível em https://www.letras.mus.br/queen/65547/. Acesso em 26 março 2024.

[25] **Stan Lee** (nascido Stanley Martin Lieber; 28 de dezembro de 1922 - 12 de novembro de 2018) foi um escritor, editor, editor e produtor americano de quadrinhos. Ele subiu na hierarquia de uma empresa familiar chamada Timely Comics , que mais tarde se tornaria Marvel Comics . Ele foi o principal líder criativo da Marvel por duas décadas, liderando sua expansão de uma pequena divisão de uma editora para uma corporação multimídia que dominou as indústrias de quadrinhos e cinema. https://en.wikipedia.org/wiki/Stan_Lee. Acesso em 09 Maio 2024.

[26] QUEEN. **We Are the Champions**. Disponível em https://www.letras.mus.br/queen/65547/. Acesso em 26 março 2024.

[27] BUARQUE, Chico. **Apesar de Você**. Disponível em https://www.letras.mus.br/chico-buarque/7582/#album:chico-buarque-1978. Acesso em 26 março 2024.

[28] **Krav magá** – Wikipédia, a enciclopédia livre (wikipedia.org). Acesso em 20 março 2024.

[29] BUARQUE, Chico. **Apesar de Você**. Disponível em https://www.letras.mus.br/chico-buarque/7582/#album:chico-buarque-1978. Acesso em 26 março 2024.

[30] El HOMBRE, Francisco & Luê, **Juntos Nunca Sós** Disponível em: https://www.letras.mus.br/francisco-el-hombre/juntos-nunca-sos/. Acesso em 26 março 2024.

[31] GIL, Gilberto. **Andar com fé**. Disponível em: https://www.letras.mus.br/gilberto-gil/46184/. Acesso em 26 março 2024.

[32] GIL, Gilberto. **Andar com fé**. Disponível em: https://www.letras.mus.br/gilberto-gil/46184/. Acesso em 26 março 2024.

[33] TOLLER, Paula. ISRAEL, George. **Eu tive um Sonho**. Disponível em: https://www.letras.mus.br/kid-abelha/46803/. Acesso em 26 março 2024.

[34] TOLLER, Paula. ISRAEL, George. **Eu tive um Sonho**. Disponível em: https://www.letras.mus.br/kid-abelha/46803/. Acesso em 26 março 2024.

[35] DURAND. Raissa. **Me deixa Lembrar**, Disponível em: https://open.spotify.com/intl-pt/track/6HmxKxa5FTYyxJZuTO2vyA. Acesso em 26 março 2024.

[36] LENINI. **Paciência**. Disponível em: https://www.letras.mus.br/lenine/47001/. Acesso em 26 março 2024.

[37] MARLEY, Bob. The Waillers. **Three Little Birds**. Disponível em: https://www.letras.mus.br/bob-marley/24579/. Acesso em 26 março 2024.

[38] LENINI. **Paciência**. Disponível em: https://www.letras.mus.br/lenine/47001/. Acesso em 26 março 2024

[39] SEIXAS, Raul. **Prelúdio de Raul Seixas**. Disponível em: https://www.letras.mus.br/raul-seixas/165312/. Acesso em 26 março 2024.

[40] **Ana Claudia Quintana Arantes** é médica formada pela USP, com residência em geriatria e gerontologia no Hospital das Clínicas da FMUSP. Fez

pós-graduação em Psicologia – Intervenções em Luto pelo Instituto 4 Estações de Psicologia e especialização em Cuidados Paliativos pelo Instituto Pallium e pela Universidade de Oxford. É sócia-fundadora da Associação Casa do Cuidar, onde coordena os cursos de formação avançada multiprofissional – Prática e Ensino em Cuidados Paliativos. Em 2012, publicou seu primeiro livro de poesia, Linhas pares, utilizado como base de pesquisa do impacto da poesia sobre a esperança de pessoas gravemente enfermas. Seu segundo livro, A morte é um dia que vale a pena viver, permanece entre os mais vendidos e recomendados desde a primeira edição, em 2016. Disponível em: https://sextante.com.br/autores/ana-claudia-quintana-a-rantes/. Acesso em: 9 maio 2024.

[41] COGUMELO PLUTÃO. **Esperando na Janela**. Disponível em: https://www.letras.mus.br/cogumelo-plutao/8030/. Acesso em: 8 maio 2024.

[42] https://www.uol.com.br/vivabem/noticias/bbc/2019/02/25/o-que-e-depressao-sorridente-e-por-que-ela-e-tao-perigosa.htm

[43] COGUMELO PLUTÃO. **Esperando na Janela**. Disponível em: https://www.letras.mus.br/cogumelo-plutao/8030/. Acesso em: 8 maio 2024.

[44] GILSONS. **Várias Queixas**. Disponível em: https://www.letras.mus.br/gilsons/varias-queixas-2/. Acesso em: 26 mar. 2024.